人生の主役になる脳の使い方

脳の使い方を知り改善して
人生の主役になる方法

左脳・右脳
×
2次元・3次元

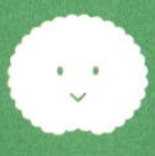

篠浦伸禎
都立駒込病院脳神経外科部長

本田ゆみ
脳スタイルカウンセラー

はじめに

自分の脳の使い方を知り、自分の得意な脳の使い方を基にして、さらに改善し、レベルアップすることは、どのようなプラスがあるのでしょうか。

間違いなくいえることは、日常生活、特に仕事のストレスが少しずつ軽減するということです。

その理由は、仕事に対するアプローチに迷いがなくなり、自分の得意な脳の使い方に徹することで安心感が得られること。そして、それを根気よく続けることで結果に結びつく可能性が高まり、さらに安心感が増すようになることです。

私の経験をお話ししましょう。

私は脳優位スタイルテスト（以下脳テストと呼びます）を受けた結果、極端に左脳に傾いている結果が出ました。

子どものころから暇があると本を読んでいた私が、小学校に入って感じたことは、他の人と比べて、同じ努力をしてもスポーツより勉強ができるということでした。そのころから、私は左脳に傾いているのを自覚していたのでしょう。得意な勉強に重点を置き、医者という職業を選びました。そして、難易度の高い手術を行う脳外科を選び、それなりの苦労と工夫を重ねてきました。私の場合、特に手術手技の向上に苦労しました。右脳レベルがあまり高くないため、空間の中で自在に手を動かす能力が弱く、人より多く練習せざるを得ませんでした。

一方、左脳レベルが高いので、手術を想定した手順に従って抜けなくやることには優れていました。私は脳外科に入ったころから、手術の手順をすべて言語化していました。手術という現実に対応する不安から、言語に頼ったのでしょう。どの手術も詳細に言語化した結果、漏れなく手順通りに行うことができるようになりました。逆に、手順をはずれた突発事が起こると、右脳タイプに比べ臨機応変には動けません。それが、若いころの私の問題点でした。

そこで左脳タイプの私は、左脳主体のアプローチをさらに徹底することにしました。すべての手術手順をより詳細に言語化し、精度を高めていったのです。その手順書を繰り返し読んで頭に叩き込み、手術に臨みました。詳細な手順書に加えて、一枚でわかる大まかな手順書もつくり、術前にそれを見ただけで全体の手順を思い浮かべられるようにもしました。

それを何年も何十年も繰り返すと、当初は実際の手術現場で5割ほどしか当てはまらなかった自分の手順書が、次第に8・9割に対応できるものになりました。手順書の精度が上がるにつれ、手術自体のトラブルが減り、避けようのない1・2割の突発事に対しても、ある程度余裕を持って対応できるようになったのです。そして、手術後に結果の悪くなることがどんどん減っていきました。

つまり、左脳を徹底的に使うことで、臨機応変な右脳的対応ができるようになったのです。そうすると、新しい困難な手術にも挑戦する気概がわき、次の手術につながる結果を残せるようにもなりました。

「マニュアルだけを見て現実を見ていない人間のことを、「マニュアル人間」と揶揄することがあります。しかし、自分の経験に基づいてマニュアルを改善していくと、マニュアルはどんどん現実に近づいていきます。それが、左脳タイプの現実に対する優れたアプローチの方法だと感じています。

このような方法を行うためには、ある程度余裕がなくてはいけません。手術を行い、その反省を言語に落とし込んで、さらに手術に適応するサイクルが必要になります。連日手術をして疲労困憊していると、このサイクルを実行する時間の確保が困難です。逆に、右脳タイプであれば、恐らく連日手術をした方が、イメージが頭に残るので上達に結びつくに違いありません。ただし、日本の脳外科医は、数日に一度手術を行うのが一般的ですから、左脳的なアプローチで手術の精度を上げる方が適合していると思います。

さらにいえば、脳外科の手術の場合、左脳的なアプローチの方がいい結果につながります。手術には失敗がつきもの。原因の本質を考える力が弱かったり、トラブルを起こさないための手順が一部抜けてしまうことで、悪い結果につながります。そのような実例を、私はたくさん見てきました。

私は、得意な左脳を徹底して使うことで、手術後の悪い結果を防ぐことができました。そのことは、脳外科医の仕事の本質に、私の脳の使い方がフィットした結果ともいえます。自分を知り、敵を知れば、百戦危うからず、ということです。

若いころは、手術に対する不安でなかなか眠れない日もありました。しかし、自分の脳のタイプを知り、どんどん活用して現場で結果を出せるようになったため不安もなくなり、今ではよく眠れています。そうなると、難しい手術でも良い結果を出せるなど好循環になっていくのです。

この10年、私は覚醒下手術に取り組んでいます。

これは、患者さんが起きたままの状態で手術をする最先端技術です。この手術では、手術中に患者さんの反応を見ることができるので、麻痺や言語機能の悪化などに即座に気が付くことができ、手術を止めるなど対応ができます。全身麻酔のように、悪くなったことを知らずに手術を続け、術後の麻痺や言語機能の悪化が起こることも少なくなります。
一度覚醒下手術をすれば、どんな手術をすると症状が悪化するのかがすぐにわかり、１００例の全身麻酔手術をするより多くのことがわかるのです。

手術だけではなく、医師には取り組まなければいけないことがいろいろあります。なかでも、医師が患者さんの気持ちに寄り添うことは、極めて大事なことです。まだ発展途上の段階ではありますが、患者さんの脳タイプに合わせた対応をすることが必要です。
相手の脳のタイプに合わせて対応するという考えの基に、この本をまとめたことは、私にとって大いに勉強になりました。患者さんとの関係においても左脳的なアプローチが可能だと気付くことができたのです。

多くの人は、人生の大半を仕事に費やします。自分の選んだ仕事で一生食べていくのは、決して容易なことではありません。仕事を漫然と行うのではなく、工夫して自分独自のやり方で向上し、結果的に世間に役だてる必要があります。そのための有効な方法として、自分の脳のタイプを知り、自分の取り組んでいる仕事の本質を知ることが、大きな助けになります。自分の脳タイプに合ったレベルアップの方法をとれば、仕事でいいときも悪いときも最善の道を歩むことができるでしょう。

孔子の言葉に「一日食べてぼーっとしているのであれば、博打をしたほうがまだましだ」という意味の言葉があります。脳を使うことを人生の第一義にしている、彼の生き方から出た言葉です。人生の目的は、結果を出すことではなく、その過程で脳を使うことだと私は感じています。

ホンダの創業者・本田宗一郎は、死ぬ間際に「満足だった」と言ったそうです。一生脳を使い続けて脳をレベルアップさせることのみが、「満足な人生」を歩むことにつながると信じています。

本書がそのお役に少しでもたつのであれば、これに勝る喜びはありません。

第3章

脳を使うためのまとめ

第1章

脳の使い方について

まず第1章で、脳の使い方と、それをどうレベルアップするかに関してお話しします。従来の拙著に書いたことよりさらに一歩踏み込んで、脳の使い方について本質的かつ実用的だと考えていることを話していきましょう。

〈1〉脳の使い方のまとめ

① 左脳右脳について

アメリカの脳科学者ジルボルト・テイラーの有名な話があります。

左の側頭葉に出血を起こしたとき「自分の体の境界が消え、宇宙のエネルギーが体の中に入ってきて、今まで感じたことがないような幸福感を味わった」というのです。左脳の機能が低下し、右脳が優位になった結果起こった現象で、科学者からみた右脳の機能を示唆したものになります。

左脳が理性の脳、右脳が関係性の脳である、と拙著「相性は脳で決まる」で書きました。

つまり、

左脳＝人や物の境界をはっきりさせることに快感を感じる脳
右脳＝人や物の境界をできるだけなくして一体化していくことに快感を感じる脳
だと考えられます。

私がこの10年覚醒下手術をしてきた経験からいうと、ストレスがあると左脳は攻撃的になり、右脳は逃避する傾向があるようです。湾岸戦争のときに、当時のブッシュ米国大統領が、敵か味方かはっきりするように各国に促したことがありました。攻撃のときにまず考えることは、敵味方の境界をはっきりさせることです。そうすることによって、敵がどの集団なのかが明瞭になり、彼我の戦力を比較できて、勝つための戦略がみえてきます。

左脳は、ものごとの境界をはっきりさせようとします。それは、進歩に大きく役だちます。その最たるものが、ノーベル賞級の研究です。たとえば物理の分野で、物質を細分化して原子核の中にどんな物質があるかまで、他の物質と境界をつくって明らかにするという、優れた研究テーマがあります。

西洋人は、ものごとすべてを解析し、言葉ではっきりさせようとします。それは理性が目指すところであり、左脳的といっていいでしょう。西洋医療においても、病気を細分化していき、病名や原因をはっきりと言葉で説明しようとするのです。

人間関係においても、西洋人は個人個人の境界がはっきりしています。一人ひとりが小宇宙を持ち、自分が他人と少しでも違うとそれを主張し、個人の境界を際立たせようとするのです。

一方右脳は、境界をできるだけなくし周囲と一体化しようとします。通常ストレスがあっても、周囲に攻撃はしません。それどころか、ストレスで落ち込むと、自分はこの集団に必要のない人間だと思い、逃避する方向へ向かいます。境界をなくして集団の一部になると、問題が起これば、集団を活かすため別のところへ逃避するしかないのです。

生物にはアポトーシスという現象があり、成長する過程で必要のない細胞は自然に分解して消えてしまいます。この現象により生物を構成するすべてが、一個の個体を維持するために無駄なく統一された働きができるようになります。統一された働きに合わない細胞が、癌細胞になるわけです。

右脳は、全体の中でいかに調和していくか、ということを重視します。関係性に関わる脳ともいえます。ものごとの境界をなくして全体をひとつとして考え、その全体の中における役割を最優先に考えるのです。特に日本は、西洋のように自然を支配するのではなく、いかに自然に溶け込むか、というスタンスに立っています。それは、庭園にも顕著に表れています。思えば自然は、それぞれ構成するものに役割があり、関係性で成り立っているので、右脳的といっていいでしょう。

人間関係においても、右脳寄りで考える日本人は、境界を曖昧にし、調和しようとします。たとえば昔の母親は、自分をさしおいて、子どもの幸せのみを考えていました。母親と子どもの境界がないといってもいいでしょう。

西洋人は、脳の自我の領域には自分しかいません。一方東洋人は、脳の自我の領域の中に母親が入っているという脳科学の報告もあります。左脳に障害を受け失語症になった患者さんは、普通の人以上に、周囲の人と親密になろうとする傾向にあります。ジルボルト・テイラーが感じた幸福感というのは、左脳が周囲と境界をつくった結果としての孤独に比べて、周囲とつながっているという右脳的な安心感が大きく関係しているのでしょう。

② 次元について

脳は、外から入ってきた生の情報から、それらを統合したより高度なレベルの情報まで扱っています。次元とは、端的にいうと脳が扱う情報量の多さ、レベルの高さにかかわる概念です。1

次元、2次元、3次元と次元が上がるほど、多くの情報量を扱い、高度なレベルになります。

1次元は、外から入ったままの生の情報です。

2次元は、生の情報を統合し、身近にいる第三者についての詳しい情報になります。たとえば、家族や学校の友達などに関する詳しい情報で、好き嫌いの感情も付加されます。

3次元は、さらに多くの情報を統合し、全体を俯瞰する情報です。たとえば、社会に出たときに、多くの仕事相手の情報を集めて比較検討し、仕事にプラスになる相手を決めるような脳の使い方をします。家族や学校の友達からの情報である2次元に比べると、社会全体を俯瞰して集める3次元の情報は、はるかに多くの情報を扱うことになるでしょう。

つまり、3次元は2次元に比べて、より多くの情報に基づいた判断や行動として現れます。

3次元は、大脳の上や外の領域にある人間脳（人間らしい脳の使い方をする領域）の働きに大きく関わっているのに対して、2次元は動物脳（本能などの関わる大脳辺縁系）に近い大脳の下方の領域にあるため、どうしても情動の影響を受けることになります。

たとえば、左脳3次元であれば、左脳2次元に比べて、ものごとの本質をみるスピードは速いため、結果的に考え方の変化が速くなります。一方、左脳2次元は左脳3次元に比べてスピードはありませんが、情動を伴うため、頑固ともいえる強烈さがあります。

左脳2次元の考え方は、マイナスの感情、つまり怒りや憎しみなどが関わっているのではないかと私は考えています。2014年ノーベル物理学賞をとった中村修二さんは「すべての原動力は怒りだった」と発言していました。その攻撃性が左脳を動かす情動の本質であり、それが科学を進歩させてきたといっても過言ではありません。その最たるものが戦争です。よくいわれることですが、戦争ほど科学を進歩させるものはありません。

右脳3次元は右脳2次元に比べると、空間の中での動きが速くなります。運動であれば全体を見渡した効率的な動きができ、人間関係では全体の流れをみてすばやく身を処する政治的な動きに長けています。右脳2次元は右脳3次元に比べて、動物脳に近い分、動きは鈍いのですが、狭い反面濃い人間関係をつくります。喜びや感謝といったプラスの感情(悲しみも私は入ると考えていますが)、つまり人間関係をより深める感情が、右脳2次元の得意とするところです。かつての母親のように、愚直に子どものことを思い、ぶれることがない人間関係を築きます。

1次元は、単純なレベルのものに関わると私は考えています。左脳であれば文字の意味がわかることや、右脳であれば精度の高い動きができることなど、脳の使い方の基本にあたります。1次元のレベルの高さが、脳のレベルを左右するのです。

1次元のレベルは個人差があるので、脳タイプには入れませんが、4つの脳タイプ、左脳3次元、左脳2次元、右脳3次元、右脳2次元はそれぞれ1次元のレベルの差によって、脳タイプのレベルに差が出てきます。

③ 脳の使い方は、基本的に快不快と関わっている

前項・前々項で述べた脳の特徴についてまとめてみましょう。

左脳……境界をはっきりさせたがる
右脳……境界をなくして、全体を一つとみる
2次元…情動と結びつく
3次元…情報処理が早い

これらの脳のタイプは結局、快不快と結びついているので、容易に変わることはありません。

たとえば左脳タイプであれば、境界をはっきりさせると気持ちがいいし、曖昧なままでは気持ちが悪いのです。

私は、この快不快の基になっているのは、脳の発達している時期、つまり生まれてから思春期

までにどの部位の脳をよく使っていたか、が大きく関わると推測しています。人間は、脳のできるだけ多くの部位を使うことが快感なのでしょう。よく使っている脳を働かせると、より多くの部位（細胞と神経線維）を使うことになるので快く感じます。

たいてい若いころは社会的な立場が弱いため、自分があまり得意でない脳を使わざるを得ないことがしばしばあります。これが、仕事がうまくいかない原因にもなります。しかし、年をとるにつれて地位が上がり、好きなことができるようになると、思春期までによく使って、慣れ親しんだ脳の使い方に戻っていくようにみえます。

私の場合、子どものころは本ばかり読んでいました。男兄弟がいないため、外でスポーツをするチャンスが少なく、暇をつぶすには、家にあった本を読むしかなかったせいかもしれません。寝転がって本の世界に入っていくことが、少年時代の一番の楽しみでした。いまだに、手術などで忙しくなると、あの時代に戻ってゆっくり面白い本を読みたいなあ、と感じることがあります。脳外科医となり、脳という空間から腫瘍を取り除くといった、右脳的なことを約30年やり続けてきました。そして、年をとるにつれて、手術をやりたいという気持ちは薄れ、医療や脳に関して本を書いたりする方向、つまり子どものころに慣れ親しんだ、左脳を使う方向に戻っているような気がします。自分にとっては、このような脳の使い方が、気持ちがいいのでしょう。

夫婦でも、年をとればとるほど人間の本来持っているものが剥きだしになり、人間の相性がはっきりしてきます。これは、自分の脳のタイプが快感と結びついている以上仕方のないことで、それを活かした生き方をすることが脳にとって自然であり、脳をどんどん使えるようになるための重要なポイントということになります。

〈2〉脳がどんどん使えるようになり仕事で自立するために

① まず、得意な脳を伸ばす

脳がどんどん使えるようになることは、仕事で自立するための最重要課題といってもいいでしょう。そのための原則はあるのでしょうか。

第一の原則は、子どものころから慣れ親しんだ得意な脳の使い方を伸ばすことです。そこからスタートすることで、脳をさらに改善するために自分がどのような方向に向かうべきかがみえてきます。

左脳タイプ

ものごとをはっきりさせようとする脳の嗜好を、仕事の中で活かすべきでしょう。

何かを研究して技術の進歩につなげることは、左脳を活かせる典型的な仕事だといえます。技術を進歩させるには、技術的な可能・不可能を明確にし、不可能なことを解決するための課題をはっきりさせねばなりません。技術的に可能な境界を進歩させていく作業が、研究の中核的な作業となります。

右脳タイプ

境界をなくして一体化するような脳の嗜好を、仕事に活かすべきでしょう。

集団を一体化するような役割が、右脳を活かす典型的な仕事になります。日本的な組織のリーダーには、それが一番大事な仕事になります。芸術やスポーツにも、そのような要素があります。芸術であれば、たとえばフランスの印象派のように、自然のエネルギーを感じ自然と一体化することが、いい作品をつくりだすことにつながるでしょう。スポーツであれば、チームの一員としてチームと一体化し、それぞれの役割をしっかりと果たすことが、強いチームづくりにつながります。

自分の得意な脳を伸ばすことは、社会の中で生存競争に勝ったり、幸せを感じたりするための、人生における最重要課題といってもいいでしょう。そのための第一歩は、得意な脳を伸ばした結果としての成功体験を持ち、自分に自信をつけることです。さらに、周囲の誰かに認められることは、自信をつける大きな契機となります。そうすれば自分は世の中で何か役割がある、と思えるようになります。それが現実の中で人に役だつことであれば、確信に変わるでしょう。

ただし、若いときに得意な脳を伸ばして自信をつけることは、決して簡単ではありません。その段階でバランスを崩し、周囲と摩擦を起こしたり、間違った方向にはまって行先を見失うことが、往々にしてあります。ですから、脳を伸ばすためには周囲の助けが必須になります。次項以降で、それも含めて、得意な脳の伸ばし方について説明します。

② 脳のレベルを上げる左脳タイプ

左脳を若いときにどんどん伸ばしていくには、発明王といわれたエジソンが参考になります。

彼は小学生のとき疑問に感じたことすべてを、授業中に質問し続けたために教師の怒りをかい、入学して3ヵ月で放校処分になります。そのとき彼の唯一の味方になったのが、母親のナンシーでした。元教師だった彼女は、エジソンが持つ科学的な能力を伸ばすように、エジソンの個人教師として献身的に助けます。エジソンは後年「母親が私の最大の理解者であった。彼女がいなければ私は発明家になっていないだろう」と語っています。エジソンを信じて無償の愛を注いだ母親が、彼の得意な左脳を伸ばすことに大きく貢献しました。

左脳的な発想は、エジソンのようにものごとをはっきりさせようと真理を追究するあまり、周囲とぶつかることがしばしばあります。脳を伸ばす初期段階で、左脳に傾きすぎて右脳がおろそかになり、周囲の人間とぶつかるわけです。まだ若くて力のないときに、人間関係で潰されずに左脳を伸ばすためには、彼を守る母親のような無償の愛が必要だったのです。

つまり、左脳的な面を伸ばすには、右脳的な、その人を守り育てる周囲からの支えが重要な鍵となります。そして、左脳の向かう行き先を、右脳的な、社会に役だつ方向性＝志とつなげれば、一人になり困難があっても、大きく道を踏み外してつぶれることはありません。

左脳は進歩したくてしょうがない脳です。志を持って努力し、成果を出して自信をつければ、放っておいても目標に向かって坂を上がっていきます。自信を持って坂を上がり始めたら、むしろ後ろから見守って自由にさせた方が、より大きな進歩につながります。

右脳タイプ

右脳のレベルを上げるには、明治時代の陸軍大将、乃木希典が参考になります。

彼は、幼いころ叔父の玉木文之進から教育を受けました。玉木は、吉田松陰の師匠で「根っからの侍」という人物です。侍としてどうあるべきかという生き方を、論語などの人間学を使って、少年期の乃木希典に、徹底的に叩き込みました。玉木文之進につくられたといってもいい、乃木希典の「私」のない清廉潔白な生き方が、その後多くの人を動かしました。たとえば日露戦争の旅順要塞の戦いでは、部下の兵士の多くが、「乃木のためであれば死んでもいい」という気持ちで戦い、苦戦の末、難攻不落といわれた要塞を落とすことができたのです。人との境界をなくし心服させる、レベルの高い右脳を乃木は持っていたといっていいでしょう。

レベルの高い右脳を持つためには、立派な生き方を左脳的な文章にした人間学（例えば論語）を乃木のように徹底的に覚え、日々の行動で実践することが必須なのです。やはり右脳のレベルの高い西郷隆盛も、人としての生き方を、様々な本で勉強しました。レベルの高い右脳を作り上げるには、左脳の助けが必要になります。そうしてはじめて、周囲の人を感服させ、動かすことができるのです。自然児で、人間学を勉強し実践しようと努力していない人は、決して周囲の人を動かすことはできません。

右脳のレベルが高い人の、周囲への影響力は、左脳タイプとは比べようもないほど強いものです。ただし、その影響力は、本人に接してみないとわからないため、言葉にして表現するのは困難な面があります。

余談になりますが、私は、乃木希典、幕末の会津藩、大東亜戦争中の特攻隊に対する評価は、共通点があるように感じます。これら3つは、左脳タイプからみると、合理性がないために評価が低くなります。一方、右脳タイプからは自分を犠牲にして人に尽くす、壮絶といってもいい無私の精神が、高く評価されます。この極端な評価の違いは、脳の使い方の差からくるものといってもいいのではないでしょうか。

③ 脳の次元を上げる

では、脳の次元を上げるにはどうするのでしょうか。一番肝要なのは、ピラミッドの建設のように、下の次元がしっかり土台をつくっていることです。

たとえば、左脳について考えてみます。

作家は、左脳を主に使っている職業です。没後30年近くたってもいまだに本が売れ続けている司馬遼太郎は、もっとも成功した作家の一人といってもいいでしょう。彼の左脳は一次元的な面から見ると、本を読み内容を把握する能力が、尋常ではなく優れていました。彼は、写真をとるように本をぱっぱっとめくりながら、内容を把握していたといわれています。これは、読んで内容を把握するという、左脳の1次元のレベルが高いということになります。

そして、作品のテーマが決まると、神田の古本屋から関連本が消えるほど多量の本を買い込みました。これは、テーマにできるだけ近づいて詳細にみようという左脳2次元タイプになります。もちろん、1次元的な本をすごいスピードで読み内容を把握するという能力があってはじめて可能なことです。

彼の膨大な作品群の底流には、彼が敗戦の経験から痛切に感じた「日本人とはなんであるか」という本質的な疑問、つまり3次元的なテーマが一貫してあります。これも2次元的な、彼が書きたいと思う興味深い日本人について、膨大な資料を基に本当の姿を浮かび上がらせることで、はじめて可能になることです。つまり、3次元は2次元、2次元は1次元がしっかり働いていないとレベルが上がらず、どれか一つの次元だけレベルを上げるというのは、砂上の楼閣になります。

これは、手術の技術 —病気との戦いという意味で左脳的な面が強いのですが— についてもいえます。1次元的な、止血の技術、剥離の技術、縫合の技術等が基本中の基本で、これがしっかりしていないと、手術は成り立ちません。加えて、それぞれの疾患特有の手術の方法があり、これが2次元にあたります。さらに、手術を行っている間、「患者さんのためになるかどうか」という本質をみた3次元の判断が必要です。この判断が、手術を続行するか、撤退するかを見極めるときに、大きく効いてきます。

右脳も同様のことがいえます。たとえば、サッカーの例をあげれば、1次元は正確なキックができること、2次元はドリブルなど局所戦でボールをキープできること、3次元はサッカーフィールド全体を見渡して相手の嫌がるところにボールを出すことができることになります。これに関しても、1次元の、正確なキックができることが基本になってはじめて、2次元、3次元が活きてくるのです。ボールを奪ったりキープするという2次元的な技術がなければ、3次元的な、相手の嫌がるところにボールを出すことはできません。

人間関係に関しても同じです。1次元は、礼儀などの、普段のふるまいや人と付き合うときの基本です。2次元は、相手のためを思って行動し、親密になること。3次元は、多くの人のなかで、「これは」という優れた人間を見抜く能力になります。1次元的な、人としてのふるまい、人間関係をよくするための基本ができていないと、2次元的な、相手に尽くすことや、3次元的な、優れた人間を見抜く能力があっても、人間関係は長くは続きません。また、2次元的な、相手のために一生懸命に尽くすという行為がないと、３次元的な目で見抜いた、優れた人間は寄ってはきません。

このように、１次元、２次元、３次元と積み上げていくことが大事です。

論語の中に「古者、言をこれ出ださざるは、躬の逮《およ》ばざるを恥じてなり」という言葉があります。昔の人が言葉を軽々しく話さなかったのは、実践が伴わないことを恥じるからだという意味です。本質的（＝３次元的）なことを言っても、１次元、２次元がしっかりと働き、実行する力がないとだめだ、ということになります。

前項で、左脳が使えるようになるには、無償の愛が大事だと説明しました。これは脳からいうと、左脳２次元を左脳３次元にレベルアップするには、右脳２次元つまり無償の愛が大事だということになります。なぜならば、左脳だけだと、人の役にたつという右脳的な面が忘れ去られ、周囲とうまくいかなくなるからです。左脳を２次元から３次元に上げるのも、左右の２次元をまず使えるようになってから３次元に伸ばすほうが、バランスを崩さずに安定して左脳が伸びていけます。

右脳も同様です。右脳を伸ばす場合、人間学を頭に叩き込み実行することが大事であると書きました。これは、右脳２次元からレベルアップするには、左脳２次元的な、生きる原理をまず頭に入れろということになります。なぜならば、右脳だけでは、人と仲良くするだけで進歩するという左脳的な面が忘れ去られ、人の上に立てなくなるからです。右脳の2次元から3次元にレベルアップするのにも、左右の脳の2次元をまず使えるようになってから3次元にいくほうが、バランスを崩さずに安定して右脳が伸びます。ただし、生きる原理は脳にプラスに働くものでなくてはなりません。その場合、日本人には、論語などの人間関係において一番高いハードルを掲げている人間学が合っていると考えます。

しかし、逆も真なりで、3次元がしっかりしていないと、なんのために1次元、2次元があるのかわからないことになります。たとえば、作家が生涯をかけて追求するテーマが歪んでいると、作品の進歩はありません。手術においても、金儲けのために、とか、手術後の画像をカンファレンスできれいにみせるために、という目的のためにやっていると、いくら腕がよくても患者さんのプラスにはなりません。サッカーであれば、いくら技術があっても、状況に応じた戦い方ができ、勝利に向かって徹底的に邁進するのでなければ、勝利にはつながりません。人間関係においても、相手の本質が見抜けず、人間性の悪い人を信じていくら尽くしても、時間とエネルギーの無駄になります。

本質をみる左脳3次元の脳も、空間や人間関係全体を見渡す右脳3次元の脳も、それが優れていれば、無駄なく目的に向かっていくことができます。そして、1次元、2次元の優れた脳が活き、脳全体のレベルも上がっていきます。

吉田松陰は、まず「自分独自の志を持て」と弟子たちに伝えました。自分にしかできない、世の中のためになる3次元的な目標＝「独自の志」を持つことで、自然と自分の1次元、2次元の脳がレベルアップすることを、松陰は知っていたのでしょう。これは、脳を使えるようになるための、日本人独特の優れた考え方だといえます。

〈3〉脳の使い方のレベルをさらに上げ人格者になるために

①　脳のレベルをさらに上げる

前項までの脳の使い方をすれば、なんとか一人前に仕事ができ、自立できるようになります。では、脳をレベルアップして、仕事でひとかどの人間として一目おかれるようになるためにはどのようにすればいいのでしょうか。

すべての脳をレベル高く使うのは、至難のわざです。そのためには、得意な脳を伸ばすことに主眼をおき、さらに不得意な脳も伸ばすやり方が、自然で無理のないアプローチになります。

脳テストを行うと、両脳タイプつまり右脳も左脳も均等に使っているようなタイプの人も多くいらっしゃいます。両脳タイプも、実は得意な脳があり、環境によって不得意な方も使わざるを得ないために、両脳タイプになったのではないかと推測されます。その場合でも、周囲の状況にあわせて左右の脳を使い分けるのではなく、自分の得意な脳はどちらかを考えて、それを使うことに徹した方が、自分の言動に迷いがなくなり、精神的に楽になります。

論語に「四十五十にして聞こゆること無くんば、斯れ亦た畏るるに足らざるのみ」という言葉があります。「四十歳、五十歳になっても、世間に名が知られないような人間、そのような人物は尊敬するに値しない」という意味です。

人間のエネルギーは、だいたい40歳代から落ちていくので、それまでに奮闘して脳をレベルアップし、40歳50歳で周囲に認められるような人物になっておく必要があります。エネルギーの落ちた40歳を過ぎて突然発奮して立派な人物になるのは難しいのです。つまり、40歳50歳になると人生の答えが出ているという、大変厳しい話になります。

前項までに説明したとおり、おそらく人は思春期までに、環境や遺伝的なことが関係して、得意な脳が決まります。しかし仕事につくと、不得意な脳も使わざるを得ません。その機会に不得意な脳が使えるようになることで、得意な脳を伸ばすといったやり方を30歳代までにやれば、脳全体のレベルを上げられるのではないかと思っています。というのは、40歳を過ぎるとエネルギーや根気がなくなるので、どうしても自分にとって楽な、得意な脳に頼り、不得意なことはやらない傾向があります。ですから若いうちに不得意な脳を使っておかないと、得意な脳のレベルが本当の意味で上がらないからです。

なぜ、得意な脳を伸ばすことが大事なのでしょうか。私は、それぞれの人の脳には、独自の自然な使い方があると考えています。脳は、使えば使うほど喜びを感じるものなので、自分の脳の声に耳を澄ませて、脳が教えてくれる自然な道なりに行けば（別の言い方をすれば、ものごとの判断をするときに自分の脳が長い目で見て使える方向にいけば）自然と脳はレベルアップしていくでしょう。

脳の中にある、自然そのものに沿った使い方が、得意な脳を使い、脳全体をレベルアップするのです。壮年になってホルモンの出ていないような、尾羽打ち枯らしているような人がいますが、それは何らかの刷り込みや先入観念にとらわれて、自然な脳の使い方を自分に素直に問いかけることができなかったためでしょう。そうなるとなかなか取り返しがつかないのが、脳の怖いところです。

脳のレベルをさらに上げ、ひとかどの人物になるには、得意な脳を伸ばすことを主体にします。しかしそのために必要に応じて不得意な脳も使い、得意な脳をさらにレベルアップさせる、ということが大原則になります。

脳をレベルアップするのに大事なことは、エネルギーのある30歳代までに、極端に厳しい環境と極端に優しい環境の両方に身を置くことでしょう。厳しさと優しさの落差が大きければ大きいほど、脳のレベルは上がっていきます。戦闘状態と平和時では使用する脳の部位が違うと考えます。両方を体験し、特に厳しい環境の中で自分の脳を磨くことで、どんな状況でも脳を使うことができ、40歳を過ぎても脳がどんどんレベルアップしていくのです。

では、得意な脳をレベルアップするためには、具体的にどのようにすればいいのでしょうか。それは得意な脳によって、やり方が違ってきます。次項からそれについて話します。

左脳タイプ

左脳タイプが一番にするべきなのは、前項で説明したとおり、独自の志を持つことでしょう。それは、子どものころ持っていた夢とは違っているかもしれませんが、社会でもまれていくうちに、どの方向にいけば自分らしさを活かして人の役にたてるかが次第にみえてきます。孔子のいう「天命」といってもいいでしょう。天命とは、自分の脳が独自に持つ、自然な使い方に合致するものだ、と考えます。そして「志」は、自分の生き方の本質を言語化した左脳3次元的な面があります。また、「公」に役だつ要素を必ず伴うので、脳の様々な部位を、公という困難な目標に使う必要があるという点で、脳のレベルアップにつながります。

次にするべきことは、志を成し遂げるために、志を同じくする、もしくはプラスになる仲間をつくることです。

少数でもいいので、質の高い強固な関係を持った集団をつくれば、志を成し遂げる大きな力になります。これは、左脳タイプには不得意な右脳2次元的使い方になります。しかし、志を成し遂げるために仲間と話し合い、一緒に戦うことで、自分の左脳がさらに伸びていきます。

志を持つと、周りに流されて生きるのとは違い、苦しい場面の連続になりますが、それを乗り越える信念を持つことが、その次に大事でしょう。

苦しいときにも信念を貫くことが、さらに周りの人を動かすことになります。これは、左脳2次元的で、志の上に苦境に屈しないという情動が加わった、極めて強い脳にあたります。

つまり、左脳タイプは、左脳3次元を中心にして、右脳2次元と左脳2次元のレベルを上げることで、脳がさらに使えるようになるのです。

吉田松陰は、まさしくそのような人生を送りました。彼は、「日本を欧米列強の植民地化から救う」という同じ志を持つ仲間をつくりました。そして彼の死後も、松下村塾でその薫陶を受けた弟子たちが中核となって、明治維新まで突っ走りました。弟子たちを動かしたのは、苦しい状況の中で吉田松陰が貫き続けた信念です。松陰が、「志」を「信念」にまで高めたことにより、彼の脳の使い方が弟子の高杉晋作らに、魂ともいうべき形で伝わったのです。

脳のレベルが高い吉田松陰のような人なら問題はないのでしょうが、そこまで到達しない左脳タイプの問題点として、ストレスがあると、憎しみ、怒りなどの攻撃的な感情を抱きやすいことがあげられます。それを人に向けることが、大きな問題を引き起こします。

「人を呪わば穴ふたつ」という言葉のとおり、人に憎しみや呪いのような感情を向けると、その感情は必ず自分に跳ね返ってきます。それは、歴史的にも数多くの事例がありました。たとえば、ヒットラーのユダヤ民族に対する残忍さは、その背後に憎しみがあったため、自分に跳ね返ってきました。そのような負の感情は、決して人間関係を深める方向には働かず、極端な場合、相手を抹殺したりします。

では、怒りや憎しみなどの負の感情が何も生まないかといえば、そうともいえません。負の感情はエネルギーが強いため、既得権益をむさぼる組織に向かうと、革命という形で大きく歴史を動かしてきました。

「人を憎まず罪を憎む」という言葉があるように、人そのものではなく、人の脳から生み出された、周囲に害を与えるような考え方や制度、組織を憎み破壊することで、結果的に次世代の脳にとってプラスになる例が、歴史的にも多くみかけられます。むしろ、怒りや憎しみなどの負の感情が、歴史を動かして来たといっても過言ではないのです。

たとえば、明治維新は、幕府という既得権者の集まる組織に対する怒りが源でした。幕府が既得権益を手放そうとせず、幕府以外の人　―たとえば真に日本の将来を憂えている吉田松陰―をおさえこみ、弾圧。そのことに対して高杉晋作らが怒り、明治維新へとつながって歴史を動かしたのです。巨悪、つまり自分の得になることだけを考え、全体を考えていない組織を倒すことに怒りが使われるのであれば、それは子孫のプラスになります。

しかし、その憎しみや怒りは、巨悪が滅んだ後は、右脳の哀しみに転化し、相手を殲滅する方向にはいかないことが肝要でしょう。戊辰戦争で、長州が会津にむごいことをした恨みは子々孫々に伝わり、次世代の足を引っ張ることになりました。乃木希典が敗軍の将であるステッセルに佩刀を許したように、敗者をいたわる気持ちが、日本の武士道になります。

現代は、むしろ巨悪への怒りや憎しみがあまりないことが問題のようにみえます。今の日本の本質的な病巣は、既得権益の受け手にうまくとり入り、敵をつくらずに出世階段を上がり定年まで全うしようとする人たちが、組織をくいつぶすシロアリのような働きをしていることです。たとえ怒りや憎しみから正論をはくようにみえても、それは自分の保身から出た巧妙な論理であることが、幕末の志士たちと大きく違う点でしょう。

右脳タイプ

右脳タイプは、他人との境界をなくし、人を動かすことが得意です。

そのためには、常に相手のプラスになることを考える「仁」の心が一番大事でしょう。

仁の心から生まれる関係は、相手を甘やかさずに褒めるところは褒め、叱るところは叱る。つまり相手が脳をどんどん使って自立できるように、自分の与えられた役割を果たすことです。これはあらゆる仕事においていえることでしょう。医療でいえば、患者さんに妥協してすべて言うことを聞くのではなく、本当の意味で患者さんの役にたつように助言し、必要があれば治療をすることになります。

仁の心は、日本の豊かな自然と同じといっていいでしょう。自然の中では、自然を循環させ維持するために、すべてのものに役割があります。構成員はそれぞれ、他の構成員にとってなくてはならない存在であり、全体の中の一部として役割を果たしているという点で、右脳的です。

組織のリーダーには、このような脳の使い方が一番大事でしょう。組織が伸びるためには、すべての脳タイプの人が生き生きと、状況に応じて有機的に働くことが肝要です。個々の脳タイプを見抜いて適材適所にもっていき、その脳を使えるように助けることが、リーダーに一番求められている資質だといえます。そのためには、左脳3次元的な、本質がみえることも求められます。そうしないと、その人にどのような役割を与えれば組織が伸びていくのかがわからないからです。仲良くするだけでは組織は勝てません。

残念ながら西南戦争のときの西郷隆盛は、そこが弱かったといわざるを得ません。ナンバー2の人選を誤り、彼の暴走で敗走した面も否定はできないからです。

ものごとの本質を見抜く脳の使い方は、右脳タイプにはどうしても難しい面があります。まずは、本質を知っている人、たとえば左脳３次元タイプと親しくなって、物の見方、判断を学びましょう。何かあるたびにその人たちの意見を聞くことで、自分の今果たすべき役割がわかるようになります。

そして、様々な苦難が押し寄せたときに大事なのは、情熱を持つことです。それが、周りの人を巻き込み、苦難を乗り越える原動力になります。情熱は、周囲の多くの人を動かすという意味で、右脳３次元的です。

つまり、右脳タイプは、右脳２次元を中心に使い、左脳３次元と右脳３次元をレベルアップすることで、さらに脳が使えるようになります。

たとえば、坂本竜馬はそのような人生を送りました。彼は、人の心をとろかすようなかわい気がありました。剣が強いにもかかわらず生涯人を殺さなかった優しさがあり、それが多くの人を惹きつけました。彼は右脳タイプだったと考えられます。そして、勝海舟という左脳３次元タイプに弟子入りし、大きく視野を広げました。彼は多くの優れた人と知り合い、議論することで考え方をレベルアップさせたのです。そして、彼の情熱が、犬猿の仲だった薩摩と長州を結びつけ、実質的に明治維新への道筋をつけました。

右脳タイプは、人間関係の絆によって厳しい状況を乗り越えていきます。しかし、右脳タイプの問題点は、調子がよくなると、境界をなくした人間関係特有の「異なった意見を言いづらい」「議論ができない」という雰囲気を生みます。そのため競争力を失い、全員が沈没する可能性があるのです。

西南戦争にはそのような面がありました。大きな意味では、西郷隆盛が武士の世を終わらせるために意図的に戦争を起こした可能性はあるかもしれません。しかし、客観的にみると、薩摩武士の勢いだけを頼りに合理性のない戦いをはじめ、結局滅亡することになりました。そこには、議論をしていい答えを出そうという姿勢はなく、「薩摩武士は強いから考える必要がない」という傲慢さがありました。一方、幕末の西郷隆盛は、左脳3次元タイプの大久保利通とコンビを組み、薩摩藩を幕末の主役にしました。トップが、先を見通せる左脳3次元タイプをそばに置き、感情に溺れることなく、彼の意見を聞きながら早め早めに手を打てば、西南戦争のような大きな悲劇を防ぐことができたかもしれません。

② 受動能動について

脳の使い方の一番の基本は「受動」「能動」です。情報を周囲から受け（受動）、脳の中で左脳、右脳、次元などの独自の脳の使い方で加工し、反応する（能動）ことが脳の働きのすべてといっていいでしょう。受動能動に関しても、人によって傾向があります。受動タイプは、周囲からの情報を主体に動く人、能動タイプは自分のやりたい反応を主体に動く人といえるでしょう。

受動能動に関して脳をレベルアップするときには、原則があります。

【原則1】 脳のレベルが上がるにつれて、受動が主役になっていく。

できるだけ多くの正確な情報を、できるだけ早く手にいれることが、脳を使うために一番大事なことです。史上最強の力士といってもいい白鵬や双葉山は、「後の先」、つまり相手の動きを受けてから先に動きます。受動を基にして適確に能動的に動くことが、脳を有効に使うために求められます。ですから、能動タイプは、まず受動をしっかりするように、行動をセーブすることがポイントです。だからといって、若いころから能動的な働きをあまりしない人は、いくら受動が優れていても、単なる評論家であり、現実を変えることができません。無茶にみえても若いときは能動的に動き、経験を積むことで、はじめて見えてくるものがたくさんあります。また、受動のみの人は、なにかあると動けなくなり、パニックになりやすい傾向があります。現実に飛び込んで経験を重ね、そこから学ぶことを繰り返す、つまり能動と受動を繰り返しながら、どんどん受動のレベルを上げて、まず正確にものごとを把握し、脳のさまざまな部位を使えるようになることが、脳にとって極めて大事です。

【原則2】何もしていない時間が必要。

受動と能動のレベルを上げるには、行動して現実から学んだり、それに関する本を読んだりして学ぶことが大切です。それに加えて脳の中で、現実を解決するための適切な回路をつくるために、「覚醒してはいるが何もしていない時間」も必要になります。瞑想はまさしくそれにあたります。

外から脳に入る情報に振り回され続けると、その場しのぎになり、レベルの高い受動能動ができません。脳の司令塔である自我の領域の血流を増し、その機能をレベルアップするために、外から情報を入れずに、脳の中で受動能動を再編成し、脳がよりよく使えるように司令塔が主役になって考えてもらう時間が必要です。

そのために、日常生活に瞑想を取り入れることも大事ですし、人生のある時期に、自分の仕事を外から見つめなおすことも有効です。仕事で主流からはずれて閑職になったときなどは、脳のレベルを上げるいい機会になります。日本人の精神の源ともいうべき武士道が成熟したのは、鎖国をしていた江戸時代でした。日本全体が瞑想状態にあったといってもいい時期に、日本人に合った脳の使い方が熟成したのです。

【原則3】　現実をありのままに受動すること。

現実は最大の教師です。理念や思い込みにとらわれて現実をみるのではなく、虚心坦懐に現実をみ、その背後にある本質を考えることが、受動能動のレベルを上げる王道です。

医療でも、学生時代に習った西洋医療ありきの考え方ではなく、患者さんがよくなっているかどうかという現実からスタートすることが大事だと感じます。そのためには、東洋医療も含めた様々な医療を理解し、状況に応じて適切に使うことが肝要でしょう。それらをうまく組み合わせることで、西洋医療だけでは改善しなかった症状がよくなったという現実をしばしば経験しています。今の医療界には、西洋発の理念にとらわれて現実をみることからはじめない医師が散見されます。その反動で、一部の患者さんが西洋医療を信じなくなっています。患者さんがよくなるのであれば、ジャンルにとらわれず何でもやるというスタンスが、医療への信頼を取り戻す第一歩であると考えます。

③ 動物脳、人間脳、自我について

動物脳は、医学的にいうと大脳辺縁系のことを指します。機能をひとことで表わすと、「自分を死なせたくない脳」です。

たとえば、視床下部は、体温や血圧を維持し、食欲、性欲にも関わり、生きていくために欠くことのできない機能をもっています。側坐核などのドーパミンを分泌する報酬系は、快感や喜びと関わり、生きていく大きな原動力となります。扁桃体はノルアドレナリンが関わっており、不安感や怒りが生じることで、敵から逃げたり攻撃したりして、自分の身を守ります。海馬は記憶に大きな役割を果たしており、過去を記憶することにより、同じ過ちを防ぎ、適切な行動をとることで、自分の身を守ることに関わっています。

自分の身を守ることは生物の基本であり、そのため動物脳には強烈なエネルギーがあります。動物脳で大事なことは、このエネルギーを若いうちに高めることでしょう。たとえば、動物脳に腫瘍があると、人間脳（動物脳を包み込むように存在する大脳新皮質で脳の中でも一番発達している脳）に脳腫瘍があるのと比較できないくらい症状が重くなり、植物人間になることもあります。動物脳は、脳をドライブするエンジンのようなものです。そのエンジンは、馬力が強いほど機能が上がります。

動物脳のエネルギーを高めるには、様々な経験を若いうちにすることです。愛情に包まれ安心感のある環境で育ったり、その後厳しい環境で屈辱感を味わったり、生きるために必死になることが、動物脳のエネルギーを高めます。今の若い人のある種の不幸は、バーチャルな振れ幅の少ない環境にいるので、本当の意味で動物脳を活性化する機会が少ないことでしょう。

そして、生きていくうえで極めて大事なことは、その動物脳のエネルギーを、自我を使って人間脳のエネルギーに転化することです。自我が、エネルギーに満ちた動物脳をコントロールし、人間脳が働く方向にもっていくことが理想です。

動物脳が主体になると、ストレスによってパニックになったり、キレたりして、社会生活を送ることができなくなります。自我は、強くてしなやかに働かなければなりません。自我が強いとは、平常心を保ち、どんなストレスも乗り越えるために人間脳をフル回転で使うこと。また、自我がしなやかであるとは、柔軟な姿勢で、粘り強くストレスを乗り越えることをいいます。つまり、自我が強くてしなやかであれば、ストレスへの耐性が強くなります。

この章の中では、怒りが脳の原動力として大事であると話しました。たとえば、インドの独立を成し遂げたガンジーは、若いころに南アフリカで人種差別を経験し、強い憤りを覚えました。

彼はその憤りを、武器を用いて個人にぶつけるのではなく、不服従非暴力という平和的な手段を用いて、インドの独立に結び付けました。大衆が不服従非暴力に徹すれば、どれほど権力者に力があり恐怖で大衆をおさえつけようとしても、国を治めることは不可能です。これが、怒りにまかせて大衆が暴力を用いれば、どうしても憎しみの連鎖になり、未来に禍根を残します。そういう意味で、ガンジーの不服従非暴力は、動物脳の怒りを、人間脳を使う方向に転化し、未来につなげた好例といえるでしょう。不正に対して憎しみや怒りをいだくことは必要ですが、脳がそれだけに巻き込まれることなく、エネルギーを公に、社会をよくすることに転化することが、脳を使うコツになります。

動物脳のエネルギーは、適度であるとプラスに働きますが、過度だとマイナスに働きがちです。しかし、過度であっても、そのエネルギー比率を、「私」より「公」に傾ければ、大きくプラスに転化する可能性があります。

そのためには、何度も言いますが、「公の志」を持つことです。動物脳が感じた怒りや不安感を「公」に転化し、高い志に向かって努力することは、動物脳が本来持つ死への恐怖を乗り越え、人間脳の働きを向上させる鍵になります。

しかし、動物脳の情動が介在していない志は、長続きしないのではないかとも考えられます。「悔しい」とか「可哀そう」という自分の体験から出た強い情動が突き動かす「公の志」は、周囲を巻き込み死ぬまで続く強烈なエネルギーを持っています。様々な経験をして、強い情動を若いうちに持つことは貴重な財産になります。情動を抑えることなく、その方向性を公に転化することが、死の恐怖などにゆらぎやすい動物脳をコントロールし、志で脳全体を使う最良の方法です。

日本の歴史において、幕末の志士たちは、まさしく志で死を超越した人たちでした。たとえば、吉田松陰ほど、動物脳をコントロールする厳しい教育を受けた人はいないでしょう。その結果、死の恐怖をも凌駕するような志を持ち、現代人ではとてもおよばないほど、自由に高いレベルで人間脳を働かせました。そのことに対する感動が、周囲の若い人に影響を与えたのです。これは、人材に恵まれていても生活環境の厳しかった藩の志士たちが、明治維新の原動力になった本質的な理由です。動物脳のエネルギーが高まり、それを自我が人間脳の働きに転化させて、猛烈に発達し向上する環境をつくったのです。

④ 目的に応じた脳を働かせる

◆左脳と右脳

左脳は、境界をはっきりさせたがる脳です。左脳が働くのに一番適切なのは、ものごとの真理を追究したり、レベルを上げる場面です。

一方で、人と人を結びつけるのは不得意です。ですから、人に対して左脳を主体にするのは、あまり得策ではありません。左脳を使って人を批判したり、特定の人や集団を憎しみや怒りの対象とするのは、脳の使い方の原則に反しているといっていいでしょう。仮に、人に対して左脳を主体にすると、相手の左脳を刺激し、警戒され、果ては憎まれて、長い目で見るとまともな人間関係を構築することは困難です。左脳タイプは、そうならないように注意するべきでしょう。

ただし、競争に勝つために人を選ばざるを得ないときは、左脳を使って人の差別化をすることが必要です。

日露戦争のとき、海軍大臣の山本権兵衛は、連合艦隊司令長官に、確実視されていた日高壮之丞ではなく、東郷平八郎を指名しました。その理由は、日高は優秀だが自負心が強すぎるため、暴走する危険性が高かったからだといわれています。国家の存亡をかける戦いのために、自分との関係や過去の戦績ではなく、いかに「私」がないか、冷徹に合理的な判断がくだせる人間であるか、という左脳的な判断をしたといえます。戦うためにベストな人選には、戦いに強い左脳を使って、ふさわしい人を選ばなくてはいけません。

一方、右脳は、境界をなくし一体化したがる脳になります。左脳とは逆に、人間関係をよくする脳であり、真理を追究したり、競争をする場面で主体的に使うのは不向きです。２０１４年問題となった小保方さんの論文捏造問題も、彼女が右脳タイプで、研究という左脳的な仕事に向いていなかったことが主因であったと私は推測しています。彼女が研究室に来ると空気が明るくなるとか、ファッションに興味があったり、人を引き付ける会見の様子には、右脳が優れている印象を受けます。しかし、研究に右脳を使ったために、上司の期待に応えたい、目立ちたいという気持ちが勝ってしまい、捏造に走ったのかもしれません。研究は、極めて左脳的な、地味で厳しい世界で、彼女に向いていないことは明白でした。つまり、右脳タイプは、真理を追究したり競争する場合も、右脳を使ってしまいトラブルを招く可能性が高いといえます。

ただし、厳しい戦いをする集団のリーダーは、右脳タイプ、少なくともそのように自分を律する必要があるでしょう。先ほど述べた連合艦隊司令長官の東郷平八郎は、極めて合理的な人でしたが、薩摩型のリーダーの特徴として、愚とか鈍とかいわれる右脳的な包容力で隊を率いていました。東郷平八郎は部下から見ると徳のある上司だったと考えられます。連合艦隊の主な作戦は左脳タイプの部下に任せ、本当に大事な決定のときのみ左脳を使っていました。右脳タイプがトップでないと、部下は安心して死地に向かえません。日本人の集団を、より強固にするための統率法といっていいでしょう。

◆次元

次元に関しても同じことがいえます。その場面にふさわしい脳の使い方をすることが肝要です。たとえば、脳外科手術においては、手術適応がまず問題になります。手術を行うかどうかを決めるときは、自分の腕を磨くためとか手術件数を増やすためというような低い次元ではなく、患者さんのプラスになるかどうかという2次元的な視点が極めて大事です。そして、手術法を選ぶときは、過去の経験、患者さんの状況、自分の技術レベルをすべて含めた、3次元的で冷徹な判断が必要です。そして、いざ手術に臨むときには、1次元的な、指先の技術が優れていないとお話になりません。いくら医療の本質がわかっていても、現場で実行できなければ、我々臨床医は意味がないのです。

◆受動と能動

ものごとを行うときは、その直前までできるだけ多くの情報を正確に集めることが肝要です。そのときの受動のレベルが、次の能動のレベルを決めます。

たとえば、覚醒下手術は、受動レベルを上げるための手術です。全身麻酔の手術であれば、手術操作で症状が悪化しても、その場で正確にわかる手段がありません。しかし、覚醒下手術であれば、麻痺や失語症が悪化したりすれば、即座に、しかも正確にわかります。その時点で手術をやめれば、1月後に手術前より症状が悪化することは、まずありません。一方、全身麻酔の手術は、手術中に正確に症状の悪化がわからないため、1ヵ月後に症状が手術前より悪化していることがしばしば起こります。これは、端的にいえば、受動レベルの違いが原因で起こる、手術成績の違いです。

手術は病気との戦いといってもいいでしょうが、実際の戦争においても、受動のレベルが勝敗の帰趨を分けます。大東亜戦争において、日本が米国に負けた根本的な原因は、情報収集のレベルの違い、つまり受動レベルの違いでした。脳にとっては、受動のレベルを上げることが最重要課題で、それらの情報を慎重に解析して方向性が決まれば、全力で目的に向かって動く、つまり能動に全力を傾注することが目標達成につながります。車の生産量で世界一になったトヨタは、昔からそのような会社だといわれてきました。

◆動物脳と人間脳

基本的には、動物脳を常にコントロールして人間脳を働かせることが、脳全体を適切に働かせることにつながります。病気も含め、世の中のあらゆるトラブルの原因は、ストレスによる動物脳の暴走といっても過言ではありません。動物脳の持つ強いエネルギーは、ストレスを乗り越えるのにはプラスになりますが、判断力が弱く、長い目で見て適切な解決法を示してはくれません。動物脳の短絡的な反応が、社会の中で生きていくには大きなマイナスになるため、脳の回路がどんどん出来上がっている幼児期、学童期に動物脳をコントロールするしつけをすることが重要なのです。

しかし人間は、人間脳で考えたことを超えるような、厳しい現実に直面することがしばしばあります。そのときには、動物脳の、いわば発狂したようなエネルギーでストレスを乗り越えることが肝要になります。徳川家康が完勝した関ヶ原の戦いでもそういう場面がありました。戦線が膠着したときに、徳川家康が自分の陣営になかなか寝返らない小早川秀秋の陣営に大砲を打ち込んだ話は有名です。しかし、それ以外にも様々な方向に大砲を打ち込んで「発狂したのではないか」と疑われるくらいのエネルギーで勝利に向かって邁進しました。私も、覚醒下手術をしている最中に、出血がなかなか止まらないなど、最初に考えた手術プランがうまくいかないことがあります。そのときに、人間脳から動物脳にスイッチがかわる瞬間があります。冷静さはあるのですが、何が何でもこの病気を叩き潰そうという、病気と格闘しているような気分になり、馬車馬のように手術を進めるようになります。そういうときは、手術の能率が上がり、困難な手術もうまくいきます。困難な手術は、動物脳も含めた脳の総力戦でないと、とても乗り越えることはできないのです。

⑤ 脳優位スタイルテストで自分の脳タイプを知る

私たちは、自分がどのような脳の使い方をしているかがわかる脳テストを独自に開発し、それを多くの人に受けていただいてきました。その結果を基に、どうすれば脳をよりよく使って幸せになれるかを、ずっと研究してきました。今、脳テストを活用した企業研修やカウンセリングで、本人がストレスを乗り越えるための指針がわかり、実際に成果をあげています。それについては、次の章以降で話したいと思います。このようにいい結果を得ている理由は、脳科学と人間学に基づいた脳テストが、脳の使い方を改善する本質を的確に示す力があるからだと推測しています。

脳テストのやり方

まず本書のカヴァーの裏側に印字してあるIDを確認してください。次に、インターネットの脳優位スタイルテストのサイト https://www.jibunlabo.jp/brain-t/ を開き、半角文字でIDとパスワード（PW）を入力します。その後指示に従って進み、100問の問いに答えてください（このテストは、各IDにつき1回しかできないようになっています）。

仕事ほど脳をレベルアップさせるものはありません。脳がレベルアップするということは、前記のように、状況に応じて適切な脳の使い方ができるようになることに他なりません。それが、人間が成長するということです。そのために、第1章で説明した、脳の使い方の原則を知ることが大きな助けになります。さらに、第2章では、カウンセラーの本田ゆみ先生（WEB サイト http://spoonsp.com）が、脳テストを使って行ったカウンセリングの実例を基にして、脳タイプ別にどのように脳の使い方を改善させるかを、詳しく説明していきます。

脳タイプ別の特徴

左　脳	右　脳
ものごとをはっきりさせたがる 　→真理を追究する ストレスに対して 　→攻撃 進歩を求める 言語が主体 時系列で組み立て判断する	境界をなくしてものごとを一体化させたがる ストレスに対して 　→逃避 空間をつかむのが得意 情に厚い 人間関係が主体 瞬間で判断する

3次元（双眼鏡のように全体を広く浅くみる思考）

智　考える

本質を見るスピードや考え方の変化が早い／目的・目標が明確で、結論から考え始める／考えを言語で明確にする／情動的な関わりが苦手／細かな作業が面倒

- 能動：自分の志が中心となって動く
- 受動：周囲の志が中心となって動く

勇　行動する

空間の中での動きが早い／思考と発言が同時／周囲を巻きこむ影響力が強い／無責任／常に自由で楽しいことや刺激を求めている

- 能動：自分が主体で空間を支配する
　ストレス耐性が低い
- 受動：周囲の空間が主体で自由に動く

本質的論理思考に発展性がある ⟷ サービス精神と自由度が高い

独りよがりな

感じることを意識して体験する

情報収集して調和を図る

思いやりに欠ける

2次元（虫眼鏡のように部分を狭く深くみる思考）

赦せない

選択肢を増やし自己解放する

相手の為を思考で追及する

感情的に判断

冷静で客観性と信頼度が高い ⟷ 感謝や愛情が豊かで献身的

信　支える

原理原則に拘ると人間関係に問題を起こす／緻密な情報を基に、ものごとや考えを整理整頓することが得意

- 能動：原理原則が主体で攻撃的
　ストレス耐性が低い
- 受動：相手を支えたり、ものごとを成し遂げるために必要な正しい信念に基づいて行動する

愛　尽くす

相手に合わせ過ぎて主体性を失う／狭くて濃い人間関係をつくる

- 能動：好きな相手にだけ尽くす
　感情の波が大きい
　ストレス耐性が低い
- 受動：自分のことより相手を主体にして尽くそうとする
　気を使う
　周囲の評価を気にして気苦労が多い
　愛情で生きる

第2章

脳タイプを使ったカウンセリングの実例から

カウンセリングの実例

前章では、脳のレベルを上げるために2つの段階があることを説明しました。

まず最初は、脳を育てる段階です。

このときは、得意を伸ばして自信をつけさせることを主体にします。しかし、それだけではだめで、同時に不得意な脳も使うようにしないと、バランスをくずして周囲と摩擦を起こし、逆に得意な脳を伸ばすことを妨げてしまいます。

次の段階では、自信がついたときに脳をさらにどう伸ばすかです。

自信がつくと、その得意な脳がいきすぎて周囲との摩擦が強くなり、大きなトラブルにつながることが多々あります。そのときには、得意な脳で不得意な脳を意識的に伸ばすことが肝要です。

そうすることによって、脳のレベルがさらに上がります。


どの段階においても、目標はあくまで得意な脳を伸ばすことです。そうすれば、脳全体がひとつの目標に向かって矛盾なく働くようになります。

そのとき往々にして問題となるのは、動物脳が過剰に働くことで、脳のレベル向上を阻害することです。それを防ぐひとつの有効な方法が瞑想です。瞑想を習慣化することにより、動物脳をコントロールし、人間脳をレベルアップすることが可能になります。

本田ゆみ先生は、過去約10年に1万ケース以上のカウンセリングを行い、成果をあげてきたカウンセラーです。

2年前に脳テストと出合い、その有用性を「カウンセリングの世界では革命的である」と実感しています。それは、脳機能という科学に基づいたカウンセリングであるということにつきます。従来の、個人的で曖昧な感覚や経験、ある種の仮説に基づいたカウンセリングと違い、今急速に進歩している脳科学を基にした脳テストを使ってカウンセリングをすると、解決すべき問題の直截で効果的な解決法がみえてきます。それは、問題が脳の使い方から発生しているためなのです。実際、本田先生は様々な企業において脳テストを使ったカウンセリングを行っています。中には、生き残りの厳しい飲食業界で、店の経営がさらによくなり「ミシュランガイド横浜版2015」に掲載されたという例もあります。また、職場環境の厳しい福祉業界は、退職者が多く人材確保の困難さが深刻になっていますが、本田先生のカウンセリングした会社では、退職希望者が0人になるなど、脳テストを用いたカウンセリングの有用性を証明しています。

これから、左右それぞれの脳タイプに分けて、実例を提示し、

・根底にある問題
・それぞれの脳タイプを改善するためのチェックポイント
・カウンセリングがそのどれにあたるか

について述べます。脳タイプがわかれば、このチェックポイントをみて自分や周囲の人の足りない分を改善していけば、脳が自然とレベルアップするようになっています。是非ともそれを実行してみてください。なお、第2章における、クライアントの受動能動のタイプ分けは、カウンセラーがクライアントに接したときの言動から判断しています。

《左脳タイプ》

①左脳3次元能動タイプ

脳タイプテストの結果

F氏：30代　男性　アパレル会社管理部

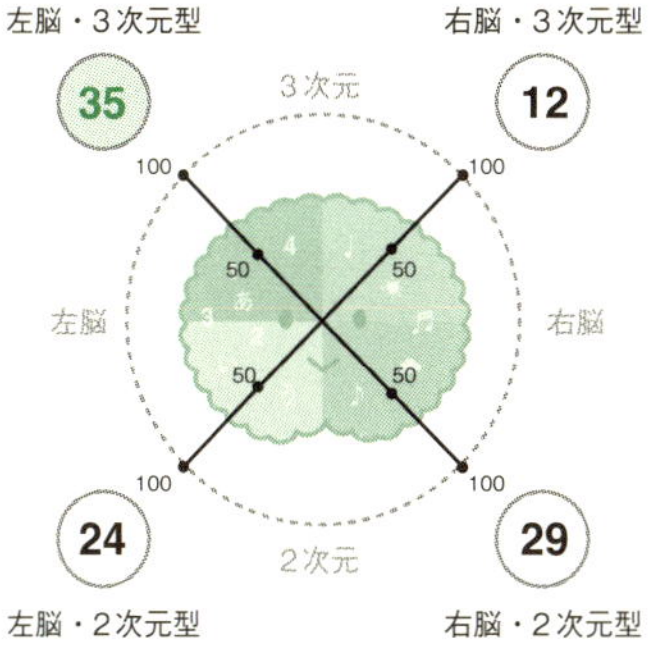

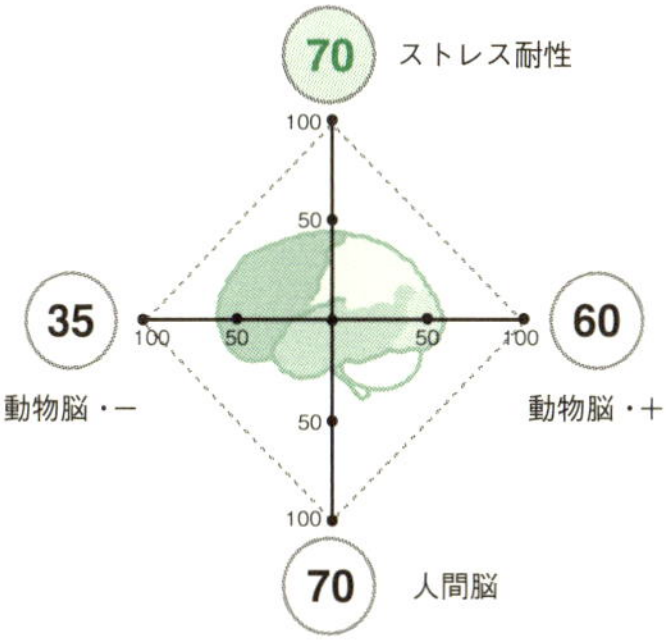

◆相談内容

経営者S氏（右脳2次元タイプ）から、社員F氏（左脳3次元タイプ）が、自己主張が強すぎて周囲とトラブルを起こすことについて

- F氏は、仕事の作業能力が高く、システムを構築することにも長けていて、管理部の仕事は安心して任せられるが、人間関係のトラブルが多い。
- 部下だけでなく上司に対してもきつい口調で話し、F氏の「言葉の暴力」には周囲がストレスを感じている。
- 会議で、目的や意図が明確でない発言などにイライラするほか、遅刻者などに対しての怒りがなかなか治まらない。

◆アドバイス

左脳3次元能動タイプは、自分の志で動くので、「相手を思ってどう右脳を使うか、能動を受動へ転化するか」に着眼。F氏の、左脳を使った本質的考え方を伸ばすだけではなく、苦手な右脳を使う方法を試みました。

①自分の発言の本質について考える

- 過去の周囲の人に対するF氏の発言について、本人が本質的な意味で考えるよう促す。
- 発言が自分本位なものではなく、第三者にとっても理にかなったことだったのか考える。
- 自分本位の自己主張は、周囲を傷つけ、嫌な思いをさせていることを自覚する。

②怒りのエネルギーを問題解決へとつなげる

- 時として怒りが新たなことを生み出し、改革、成長、組織の質の向上へのエネルギーとなることを知る。
- 2次元的怒りではなく、3次元的怒り（※註）を持つことが本質だと説明し、篠浦先生の書籍から引用して、「人に向かわず天に向かえ」「自問自答」という言葉で本質を見極めるよう勧めた。

（※註）感情的な怒りではなく、馬鹿にされたのが悔しくて努力して成果を出すなど、脳をよく使うために闘争心や競争心、議論を交わすなどを伴う美しい怒り。美しい怒りをモチベーションにするには、動物脳プラスの点数が、70〜80が必要になる。（美しい怒りの例　学業やスポーツ→競争心、建設的な意見を交わすとき→議論）今回の相談者は動物脳プラスが60なので美しい怒りではなく自己中心的で人を傷つける怒りとなる。

即ち動物脳の暴走が起きている状態。

「人に向かわず天に向かえ」（西郷隆盛の言葉）
「人を相手にせず天を相手にせよ。天を相手にして、己をつくし、人を咎めず、わが誠の足らざるを尋ぬるべし」という意味。
つまり、私の幸・不幸というたったひとつの価値観で自他や事象を決めつけてしまわず、もっと広く多様な価値観で自分を見つめ直すこと。

③脳の働きによる問題の可能性を探る

- F氏の態度や発言の原因が脳の働きにある可能性について考える。
- 傷ついて嫌な思いをしている相手の気持ちを察することが苦手なのは、脳の後部帯状回の血流が悪いせいではないか？

（対応策）瞑想を行う

動物脳を瞑想などで一時的に鎮め、ドーパミンやオキシトシンを分泌させて感情を落ち着かせる訓練を日常的に行えば、自分に有利に働く。

人間脳を伸ばすことで自分にどのような効果・結果を得ることができるのか、合理性を理論的にF氏に説明。

④周囲への対処法

●F氏の発言の問題について、根拠をはっきりと言葉にし、遠慮しないでダメなことはダメだと明確にする。

◆カウンセリングの結果

F氏のコメント

●すっきりした。イライラしなくなり瞑想の効果を実感している。
●自分の脳タイプを熟知できたことで自分を戒められるようになった。
●脳タイプ別対処法に深く納得し、改めて、自分の我の強さを感じている。
●本質を自問自答するように心がけている。

約6週間後の経営者からコメント

● 周囲が驚くほど感情的にならなくなった。相変わらず言い分を主張することもあるが自分自身にも問題があると言葉の端々に出てくるようになった。

● 『人に向かわず天に向かえ』を常に自分に言い聞かせており、また昼休みに瞑想をしている。

左脳3次元能動タイプの改善のチェックポイント

2つの段階における自分の注意すべき点と周囲の対応について

脳の使い方を育てる段階で気をつけること

周囲

Ⓐ 左脳3次元の使い方を伸ばす（左脳3次元を得意にする）

A1 厳しい環境と、その解決法を考える平和な環境を交互につくる

A2 時間がかかることを覚悟する

A3 自由にさせる

A4 質が向上すれば認める

A5 ものごとの意味づけ、定義づけを言語化し、明瞭にする

A6 左脳3次元タイプに接する（本、映画を含め）ようにさせる

B 右脳の使い方を伸ばす（破たんを防ぐ）

B1 人間学を学ばせる

（例：打算的、損得勘定で行動しても、結果的には有効でないことを教える）

B2 他人の批判や悪口を言っているとき、左脳能動タイプは、自他の境界が明確でかつ自分が主体になりがちなので、人に対して批判的になりやすいことを理解させ、批判や悪口を口に出さないようにさせる

本人

C 左脳3次元の使い方を伸ばす（左脳3次元を得意にする）

C1 すべて（仕事のやり方など）を言語化する

C2 最初から本質に向かって行動し、周囲と議論して、さらに本質は何であるかを考える

C3 独自の志を持つ

C4 脳が疲れやすいので、激しい、もしくは楽しい趣味を持ってストレスを発散させる（例：武道、マリンスポーツ）

Ⓓ 右脳の使い方を伸ばす（破たんを防ぐ）

D1 瞑想の必要性や有効性を客観的に（本などで）理解し、瞑想を習慣にする

D2 右脳2次元タイプから、人間関係を円滑にするにはどうするか、さらに人間関係こそが自分の志をはたすのに有効であることを学び、まねる

調子がいいときの注意

周囲

Ⓔ 左脳3次元の使い方を伸ばす（左脳3次元を人の役にたつ高いレベルにする）

E1 日常会話で、自分の価値観（自分主体）だけで合理的に判断していることを指

摘し、組織主体の合理的な判断をするように教える

F 左脳の使い方を伸ばす（右脳をより強化する）

F1 問題を起こしたときに、質問力（※註）を使って相手の話を傾聴するよう日頃からフォローし、ラ・ポール（セラピストとクライアントに信頼関係がある状態）を形成する

（※註）特に日本社会では、質問というと、問いただす、責める、攻撃する、ジャッジをするというイメージがあり、ストレスを感じる方が多いようだ。しかし本来、質問は「相手とコミュニケーションを図りながら、真理・現状・解決策などを一緒に探し求めよう！」という前向きで建設的な姿勢を持っている。５Ｗ１Ｈ等様々な質問方法で相手の考えがまとまるように手助けすることを質問力が高いという。

F2 得意を伸ばすより苦手を克服させる。人間関係が大切であることを自覚させる

F3 他人が何にストレスを感じるか、どう接するべきかを理解するために、脳タイプおよびそれに対する対処法を勉強させる

本人

Ⓖ 左脳3次元の使い方を伸ばす（左脳3次元を人の役にたつ高いレベルにする）

G1　本や総論を書く

G2　組織を主体にした本質を、書きながら整理する

G3　3次元的怒りをもち、自分の天命は何であるか考える

G4　自分の脳の使い方の本質が、自分本位であるということを意識するために自我観察（※註）する

（※註）自我観察は、「いま、わたしが考えていること感じていること」を認識、自覚する方法。自分の行動、精神活動を第三者の目でみるように観察する

Ⓗ 右脳の使い方を伸ばす（左脳3次元をより強化する）

H1　本当に大事で相手のためになることしか、相手には話さない（たとえ相手にとって厳しいことでも）

H2　問題が起きたとき、質問力を使って相手の話を傾聴するよう日頃から訓練する

H3　自分の志だけではなく周囲の志も意識し、志が同じ人たちと損得抜きの強固な集団をつくる

H4　人に向かわず天に向かう

【私の解析】

これは、調子がいいときに問題を起こした例にあたります。一方、本人がまだ若く、左脳3次元が十分に育っていないため、レベルを上げることも同時に行う必要があります。本田先生の設定したスキームに関しては、左脳3次元能動タイプの改善チェックポイントの以下の部分にあたります。

① 瞑想＝D1
② 脳の使い方を理解する＝F3
③ 言語化する＝C1
④ 人間学を学ぶ＝B1
3次元的怒りをもつ＝G3
人に向かわず天に向かう＝H4

自問自答する＝G4
左脳3次元と議論し志をもつ＝H3
⑤ 周囲への対処法
根拠を述べ遠慮しないでダメなことはダメだと明確にする＝H1

左脳3次元を育てる「言語化」などの段階を併用して、「瞑想」で感情の起伏をできるだけコントロールし、調子がいいときの右脳の使い方を改善することで、組織の中で左脳3次元能動タイプのよさをより発揮できるようにします。

歴史を見ると、薩摩方のトップで成功した大山巌や東郷平八郎も、若いころは左脳3次元タイプだったようにみえます。しかし、自分を律し鍛えることで右脳的な要素を高めて、部下が働きやすいように脳の使い方を変化させました。左脳3次元的な本質を見抜く力があり、右脳的な人徳がある人物だと思ってもらえれば、部下は生き生きと働くことができ、組織を発展させる日本的なリーダーになれると考えます。

② 左脳3次元受動タイプ

脳タイプテストの結果

部下Gさん

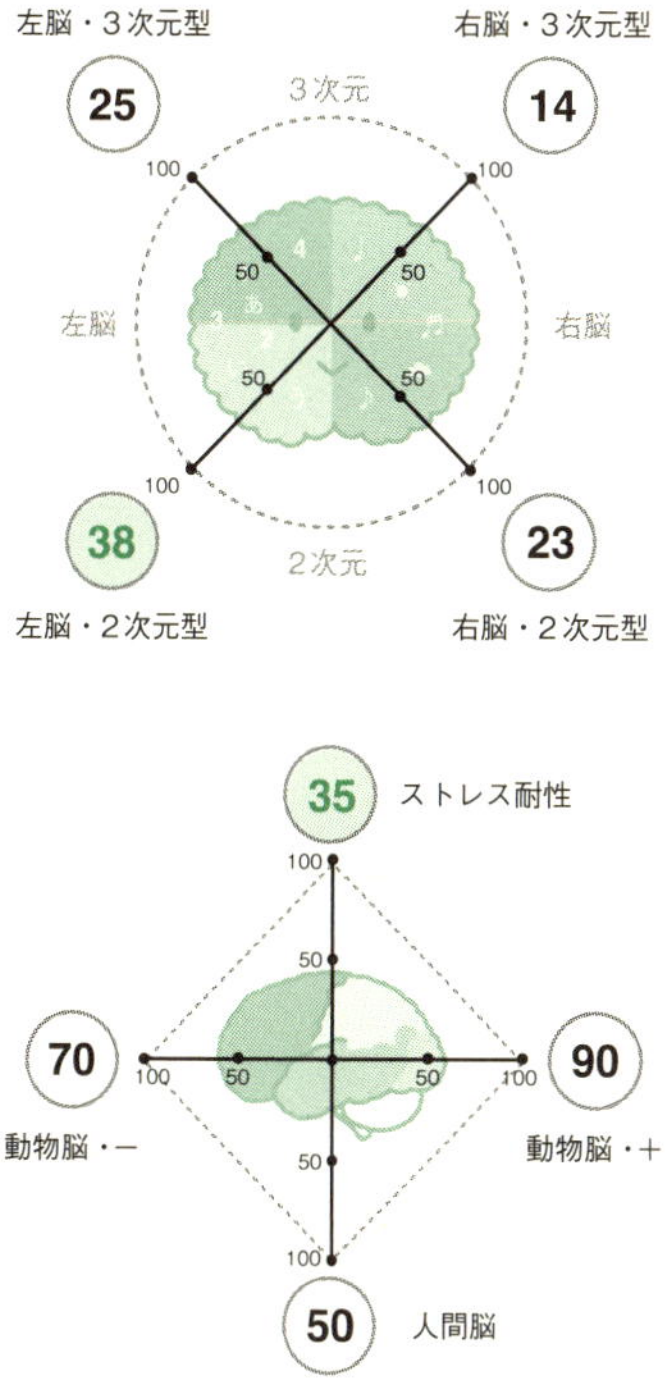

Sさん：40代　女性　主任看護師

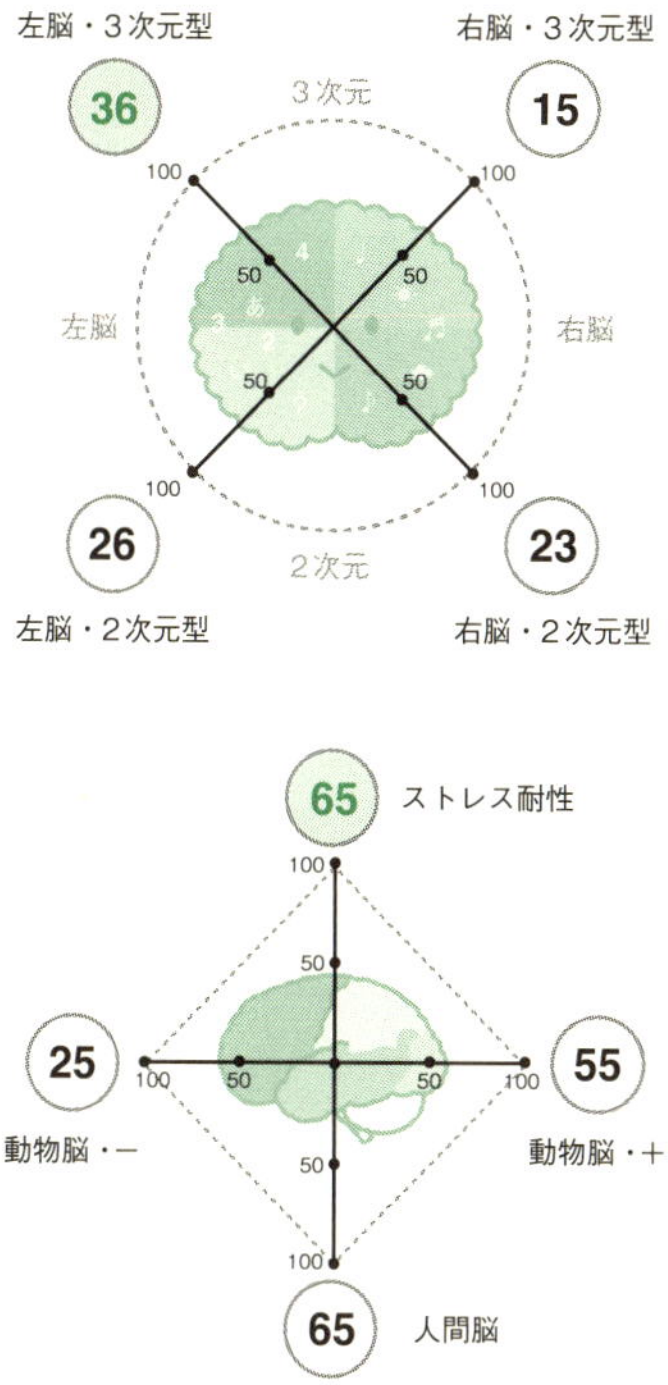

◆相談内容

主任看護師Sさんから。仕事が激務で辛いと訴え、生きがいを感じなくなったという理由で仕事を休みがちになった、部下のGさん（左脳2次元受動タイプ）への適切な対応がわからない。

- Gさんは「欠勤しない」という約束を守らないほか、遅刻も多く、組織に迷惑がかかる。
- 今まで見守る姿勢をとってきたが、なんでも許してもらえると勘違いしている気がする。
- Sさんは、Gさんに対してどのような態度をとったらいいかわからないことなど、人間関係で頭を悩ませることが多い。

◆アドバイス

左脳3次元受動タイプは、一見右脳タイプのように思われるが、周囲の志に乗っかって動きます。仕事は人間関係の上に成り立つので、人間関係を円滑に導く人間力をつけることが相談者にとって有効です。プライベートな領域に入り込まれたくなく、入り込みたくないという左脳3次元の特徴を活かす方法をとることも大切です。左脳には情報が必要なので、質問力を使って対応しましょう（ただし、言葉の表現が単刀直入になりやすいため傾聴を心がけること）。

①動物脳への対策を講じる

●左右の脳が有効に使われるには、動物脳が安定していることが前提だが、Gさんの場合、動物脳マイナスとプラスが極めて高い。

●問題は動物脳の働きによって引き起こされている。

（対応策）瞑想を習慣にする

↓帯状回の血流をよくし、動物脳マイナスを下げることが先決。

②人間脳への対策を講じる

●動物脳の働きを抑えられないのは、理性を司る人間脳の数値が低いためでもある。

●人間脳を高める対策をすることが必要。

（対応策）質問力を使う

↓質問をすることによって悩みを収集し、明確に言語化して一緒に考える。

↓さらに経過報告と修正を行う。それを繰り返すことで問題を改善していく。

③ 周囲への対処法

● Gさんが、自分の人生を自分らしく責任もって生きるための第一歩に寄り添うように、歩くことが大切。

◆カウンセリングの結果

Sさんのコメント

● 好きな言葉
「天使とは美しい花をまき散らす者ではなく、苦悩する者たちのために戦う者のことだ」
「進歩のない組織でもちこたえたものはない」（いずれもナイチンゲールの言葉）

● 私の志＝「進歩する組織」

● 自分と相手の脳タイプが理屈に合っていて、納得できる。

● 時間がかかるかもしれないが、組織が進歩するために挑戦したい。

カウンセラーのコメント

● 「もちこたえる組織」＝一人ひとりの力で支えられ、それが一つにまとまることで社会に活かされると同時に質が向上。

↓進歩する

● 左脳3次元タイプの本質を、2次元や右脳3次元タイプに、言語で明確にすること。

● 苦悩する患者や社会、仲間のために自分自身が成長を遂げることが組織の進歩に繋がる。

Sさんの中間報告（瞑想を毎日継続して2ヵ月経過）

● Gさんは当初一度だけ遅刻があったが、無断欠勤はない。

● 毎朝一緒に休憩室横の畳の部屋で、他の職員2名も加わり15分瞑想を行う。

● Gさんは「瞑想すると気持ちが落ち着きすっきりする」と話している。

● 必要なときに経過報告と修正を、質問力と傾聴で話し合っている。

↓考えがまとまりにくそうなとき、言語化してあげると「それが言いたかったんです」と嬉しそうにする。

● 瞑想の効果を感じているし、コミュニケーションの手法も合っている。

● 昨晩の研究報告会

↓自分の意見をはっきりと発信し問題提起し、生き生きとした様子だった。

●朝のミーティング
↓教わった90秒呼吸法（註：体の中の毒素を洗い流すイメージで5秒息を吸い、15秒息を吐くことを4・5回繰り返す）を全員で行っている。
●緊急時などに瞑想はできないが、息を吐いて体の力を抜くことで、暴走した動物脳を考え方（理性）で抑制しやすくなった。
●自分の考えを書いてまとめることを癖づけた。
↓考えがまとまりやすく、明確になった。

改善のチェックポイント

2つの段階における自分の注意すべき点と周囲の対応について

脳の使い方を育てる段階で気をつけること

周囲

Ⓐ 左脳3次元の使い方を伸ばす（左脳3次元を得意にする）

A1 厳しい環境と、その解決法を考える平和な環境を交互につくる

A2 時間がかかることを覚悟する

A3 自由にさせる

A4 積極的に引き上げて、多くの仕事を与える

A5 できるだけ情報を与える

Ⓑ 右脳の使い方を伸ばす（破たんを防ぐ）

B1 人間関係を円滑にするコミュニケーション手法やその根拠を、具体的に教える

B2 依頼、指示する際は、必ず理由や根拠を説明する

本人

Ⓒ 左脳3次元の使い方を伸ばす（左脳3次元を得意にする）

C1 すべて（仕事のやり方など）を言語化する

C2 最初から本質に向かって行動し、周囲と議論して、さらに本質は何であるかを考える

C3　独自の志を持つ

C4　理論、分析データ、統計データなど情報収集する

C5　目標を数値化し、達成レベルを明確に示す

C6　脳が疲れやすいので、激しい、もしくは楽しい趣味を持ってストレスを発散する（例：武道、マリンスポーツ）

D　右脳の使い方を伸ばす（破たんを防ぐ）

D1　瞑想の必要性や有効性を客観的に（本などで）理解し、瞑想を習慣にする

D2　右脳2次元受動タイプから、人間関係を円滑にするにはどうするか、さらに人間関係こそが自分の志をはたすのに有効であることを学び、まねる

調子がいいときの注意

周囲

E　左脳3次元の使い方を伸ばす（左脳3次元を人の役にたつ高いレベルにする）

E1　困難な問題を与え改善させる

E2　何を考えているのかヒアリングをして、言語で表現させる。チームやシステムをつくらせ、議論をさせる

E3　曖昧な話はやめ、理路整然とした話を心がける。個人的フィーリングを押しつけるのはやめる

F　右脳の使い方を伸ばす（左脳3次元をより強化する）

F1　問題を起こしたとき、質問力を使って相手の話を傾聴するよう日頃からフォローする

F2　調子がいいので、得意を伸ばすより苦手を克服させる。人間関係が大切であることを自覚させる

F3　他人が何にストレスを感じるか、どう接するべきかを理解するために、脳タイプおよびそれに対する対処法を勉強させる

本人

G　左脳3次元の使い方を伸ばす（左脳3次元を人の役にたつ高いレベルにする）

G1　自分の考えを、本や総論に書いてまとめる

G2　組織を主体にした本質を考え、書きながら整理する

G3　自分が天から与えられた役割は何であるか考える

H　右脳の使い方を伸ばす（左脳3次元をより強化する）

H1　本当に大事で相手のためになることしか、相手には話さない（たとえ相手にとって厳しいことでも）

H2　相手に伝わるように、表情をつくるのではなく動作を伴わせる。相手の目を見て話す

H3　ものごとをあまくみない。問題を自分だけで抱え込まず、相談できる左脳3次元タイプでレベルの高い人をみつける

【私の解析】

これは、調子がいいときに問題を起こした例です。

スキームに関しては、左脳3次元受動タイプ改善のチェックポイントの

C1・C4
D1
E1・E2
F1・F3

にあたります。

左脳3次元受動タイプは、情報を集積し、適確な判断ができる人ですが、人間関係は決して得意ではありません。そういう意味では、相手の脳タイプを知ってそれに合わせたやり方でアプローチするのが適切でしょう。今回のように相手が左脳2次元タイプであれば、問題を明確に言語化しながら現実を改善し続けることが、相手の問題解決にも、自分の脳の使い方を改善するためにも有効です。

また、瞑想を取り入れて動物脳マイナスを下げることも、相手を前向きにさせたり、自分が落ち着いて問題解決するのに有用だと思われます。気持ちが寄り添うことも大事ですが、それだけでは問題が解決しなかったので、相手に合わせて左脳に訴えかける実効性のあるやり方が効果的だった一例といえます。

右脳タイプの場合とは対応を変える必要があります。

歴史的にみると、戊辰戦争で官軍の参謀だった大村益次郎（おそらく左脳3次元受動タイプ）は、桂小五郎が彼の優れた才能を見抜き、引き上げたことにより、才能を開花させました。現実の困難な問題を、左脳3次元受動タイプに責任をもたせて解かせることにより、レベルの高い脳の使い方になった好例でしょう。

③　左脳2次元能動タイプ

脳タイプテストの結果

Tさん：男性　会社員経理部

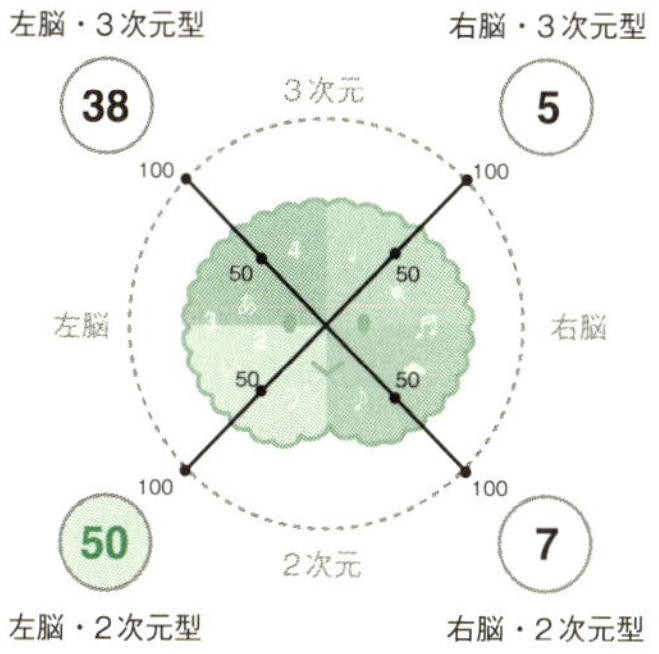

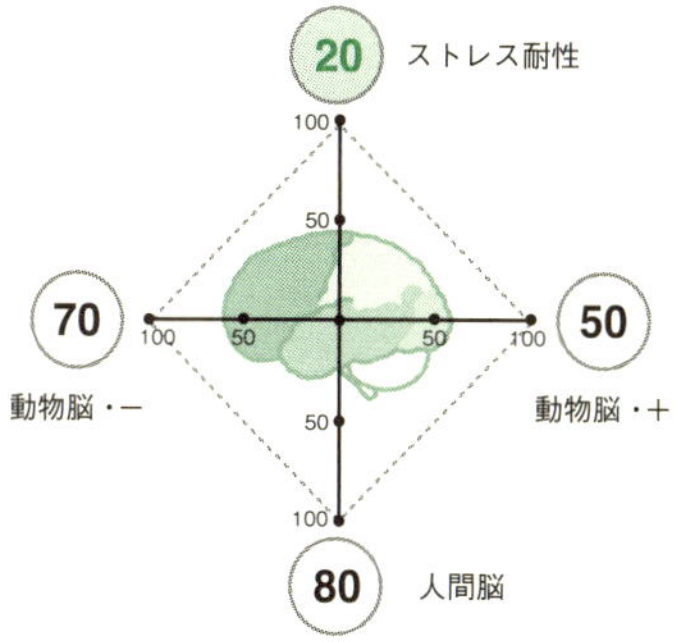

◆相談内容

経理の仕事をしているTさんから、人間関係のトラブルが多く、成果をあげてもなかなか周囲から評価されない。どうすればいいか。

●Tさん自身、経理の仕事はあっていると思っているし、クライアントの業績が上がることもあるが、人間関係のトラブルが多い。

●仕事では、周囲の人が指示通りに動いてくれず、家庭では一生懸命仕事をしていることを認められずイライラする。

◆アドバイス

左脳2次元能動タイプは、自分の信念が主体で動くため、相手が自分の思った通りにならないことでイライラする、キレることが多いです。まずは、自分の思った通りに仕事を代ってやってくれる人はいないということを理解しましょう。

①脳タイプを理解する

●自分の脳タイプはもちろん、相手の脳タイプも理解し、少しでも自分のペースで進められるように行動する。それを踏まえて、余裕のある計画を立てることも大切。

●自分の信念や価値観に基づいて、自分が行動していることを理解し、誰もがそのルールで動いているわけではないと理解する。

② 人間学を学んで正しい信念を知る

- 人間学を学んで正しい信念を知り、理解の仕方を身につける。
- 人間関係を円滑にするために、自分がされたり言われて嫌なことは人にはしない。
- 「ありがとう」を口癖にする。

③ 動物脳への対策を講じる

- 動物脳マイナスを下げて、攻撃的な面を抑制する。

（対応策）瞑想を習慣にする

- 瞑想や武道を取り入れる。

↓瞑想の習慣化によって、発言前に一呼吸置き、穏やかな気持ちでコミュニケーションがとれるようになる。

◆カウンセリングの結果

Tさんのコメント

● 苦手な職員面談で、想定外の返答が返ってきたときの対応が前よりも少しスムーズになったような気がする。

● 仕事でイライラすることが少なくなった。同時に普段からできるだけ周囲にも声をかけ、コミュニケーションをとるようにしようと自然に思うようになった。

● 薦められた「荘子」を読み、「ものごとには何でも表と裏があり、さらに観点にはコントラストがある」ということが少し理解できた。また、「自分と相いれない考えをもった人間もいる」と思ったとき、とても気持ちが楽になった。それは、忘れがたい体験だった。

● 篠浦先生の本を読んで、さまざまな脳タイプの情報収集をし、他者理解ができた気がする。

● 自分の信念を持ちながらも、相手の考えを傾聴する姿勢ができるようになった。先生に感謝している。

● 瞑想のおかげで、話をする前に一呼吸置けるようになり、直情的な激怒はなくなった。

● 家庭では、子どもたちがよく笑うようになった。今までは私に怯えていたのだと気付いた。また、妻から雰囲気がやわらかくなったと言われた。

◆左脳２次元能動タイプのカウンセリングで印象的だったケース

引きこもりの青年の家を訪問し、１時間だけ話し相手をするというボランティアをしていたころの体験談です。

山村大輔（仮名）19歳

家庭環境　祖父、両親、本人の４人家族、父親は婿養子で県警勤務、母親は主婦

本人は九州大学の受験に失敗し、私立大学に入学後１ヵ月で退学。

状況　同時に自室に閉じこもり、以来２年近く誰とも話をしていない。

病院での検査結果はまったく異常なく、故意に声を出していないだけと診断。家の中では、定期的に暴力をふるい、破壊行為をする。自傷はない。

部屋では音楽を聴く、漫画を読む、寝るなどして一日を過ごす。

大輔くんは誰とも話さないので、話し相手ボランティアの引き受け手がありませんでした。そのころ私は自閉症児の療育の仕事をしていましたが、悪性胃がんの手術をして休みがちでした。

大輔くんはイケメンで、痩せ細って無精ひげを生やし、眼差しは鋭いが、瞳の中は優しくて寂しそうだったのが第一印象でした。彼にどんな可能性やチャンスがあるかわからないので、私は引き受けることにしました。

週に一度、自分の都合にあわせて、1時間訪問。

大輔くんの声を聞く日まで付き合おうと決心したので、体調が悪くても通い続けました。

彼の部屋は玄関を上がって、右手の階段を一直線に上った左手にありました。最初の数回は鍵が内側から掛けられていて入ることができなかったため、私はドアの外から自己紹介したり、たわいのない話やときには音痴な歌を歌ったりしました。

ある日、部屋の鍵をかけ忘れたのかドアが開いていました。ノックをして入りましたが、彼はトイレに行っていて部屋にはいませんでした。戻ってきたとき、勝手に入ったことを私が謝ると、彼はギッと睨んできました。

これが初対面でしたが、彼は私の声だけは良く知っていました。

部屋の様子は酷く、壁は穴ボコだらけで、窓ガラスのひび割れにはガムテープが張られているような状態。部屋にあるのはベットと机と椅子、床にはラジカセと散らばったカセットテープだけでした。ベットカバーもカーテンも黒。もともと黒でなかった物はすべて黒く塗られていました。

彼はベットに腰かけたまま。一方、私は内側のベニア板が割れている扉を背にして、閉めずにずっと立っていました。いざというときには飛び出すつもりでした。

そのとき私は、彼の家に老犬がいることを思い出し、自分の家で飼っている犬の話を1時間しました。(2次元脳の彼は)恐らく可愛がっていただろうと思ったからです。結構笑えるエピソードを話しましたが、さすが無言歴2年、表情をピクリとも変えずじっと私の目を見ているだけでした。しかし、その目が私には優しく寂しそうに見えました。「大輔くん犬好きやろ、いつか一緒に散歩に行こう」と言ってその日は帰りました。

その日は、なんとも言えない気持ちが私の心に残りました。そしてこの青年の未来は明るいと確信したのです。

そんな感じで、その後何の進展もなく月日が過ぎました。自転車で往復する道のり、「いつか大輔くんの声を聞く！」と私は考えていました。一点凝視の大輔くんと遠目から不審そうにみるご両親をよそに、私だけがわくわく楽観的だったのを覚えています。

ある日、夕飯時に訪問することになり、母親から一緒に食事をしないかと誘われました。それは、ルールを破ることではありましたが、食卓には家族の歴史や本質が現れやすいため、観察してみたいと思いました。

大輔くんがこうなった要因がみつかるかもしれない。

思ったとおり収穫がありました。それは、母親の息子に対する異常な共依存的接し方です。

母親から呼ばれて大輔くんが食卓につくなり「大ちゃん、ご飯はどのくらい食べると？」「大ちゃんお醤油はここにあるけん」「大ちゃんお茶碗をちゃんと持ち」「大ちゃんご飯粒落ちとるよ」「大ちゃん美味しい？」……。

終始途絶えることなく母親の言葉だけが食卓に響いていました。

恐らく母親は左脳2次元能動タイプだろうと思われます。父親は無言、お爺さんも無言。私は食事が喉を通らない、というより胃を切除しているのでこの日のメニューの豚カツは食べることができませんでした。大輔くんは小食で10分も経たないうちに私を残して席を立ってしまいました。

私は、この母親と取り残されるなら大輔くんと一緒に部屋に上がりたい気分でした。

しかし、母親に苦言を呈さないといけない、と気持ちを固めました。

「お母さんお願いがあります。不安な気持ちを察するといろいろ言わずにはいられなくなるのはよくわかりますが、今日から3ヵ月、大輔君に躾や注意はしないでください」

すると、お爺さんが（母親の実父）「そうだお前はせからしい（鬱陶しい）」。

母親は驚いた表情で、何か言いたそうでしたが、私は大輔くんの部屋をノックして「また来るけん」と言って足早に帰りました。

その後、私は体調が悪く、2週間以上間が空いて、久しぶりに訪問しました。気づくと、ノックと声かけ、ドアを開けるのが同時になってきていました。同時に、大輔くんは私に知り合いを見る目を向けるようになっていました。会話はありませんが、いつの間にか親近感をもってくれていると感じました。正に「目は口ほどに物を言う」です。

今だ！

私は「今度由布岳に登ろうや、車で迎えに来るけん、詳しいことはお母さんに伝えとくね」と大輔くんを誘いました。相変わらず、頷くとか首を振るなどのサインはまったくなく、目線を合わせても瞬きもあまりしません。私が話しているときも、いつもどこか決めた位置を一点見つめていました。彼なりの信念なのか、かなり頑固でした。

ご両親にその計画を伝えると、母親が、最近の様子に変化があったことを嬉しそうに報告してくれました。食べた食器を自分で台所へ運んだというのです。些細なことでしたが、それは大きな変化です。母親は驚いていましたが、私の中では当初から着々と計画通りに進んでいて、このチャンスを狙っていました。

そして母親は、続けざまに、もう一度九大医学部を受験して医者になって欲しいと期待も口にしました。

母親の話し方は、詳細な情報を抑揚なく途切れずに話すのが特徴でした。でも約束したことをきちんと守ってくれる点は、大輔くんをサポートする上でとても助かりました。

「お母さん段階的に見守っていきましょう。お母さんの大輔くんに対する愛情はよくわかります。お母さんが約束を守ってくれているので、大輔くんの変化が出てきたのですから。お母さんの愛情ですよ」。

するとお母親は泣きだしました。親が変われば子どもは変わる、これは定義です。これからは、大輔くんが話をするようになるきっかけがどこにあるか逃さないようにしなければ、かなり執念深く頑固なタイプだから長引くかもしれない、と腹を括りました。

そして、二人で由布岳に登りました。福岡市内から大分湯布院まで私が運転する車中、大輔くんは無言。しかしこのころには、リアクションはなくても話を聞いているのがわかるようになってきていました。無表情の中に豊かな表情があることに私は気づいたのです。

由布岳は標高1622m。合計距離7・6㎞。ヒマラヤ登山の経験がある私にとって、当初はお散歩コースのつもりでした。しかし、術後の経過が悪く私は体力も落ちていたため、半分登った辺りから体調が悪くなってきていました。胃を切除した後遺症のダンピング症状からか生汗、震え、虚脱感も現れました。一歩も進めないかと思いながら、連れてきた責任もあるので飴玉をくわえ、平気な顔をして一歩一歩ゆっくりと登っていきました。

「少し休憩するけん、大輔くんゆっくり先に行って」と言うと、大輔くんはじっと景色を眺めるように背後の私を配慮しつつ待ちながら進んでくれました。初対面のときに感じた彼の瞳の中の優しさが、こんなところで現れたのです。

大輔くんを先頭に歩き出して間もなく。まだふら付く足取りで先に進んでいたとき、段差のある急な斜面の箇所がありました。

先を行く大輔くんが私の方を振り返り「そこ危ないよ」と声に出して言ってくれたのです。

初めて聞いた大輔くんの声でした。

冷静に普通を装って「ありがとう」と返しましたが、それとは裏腹に私の心は驚きと喜びでいっぱいでした。気づかれないようにしていたけど、うつむいた目から涙が溢れてとまらなかったことを、大輔くんは気づいていたかもしれません。

山頂で食べたおにぎりは一生忘れられない味になりました。恐らく大輔くんもそうだったのでしょう。会話はなくても感じました。帰りの車の中で、私は自分の病気の話をしましたが、大輔くんは何もコメントしませんでした。

由布岳登山は大きな一歩となりました。

この勢いを止めてはならないと、一気に外に連れ出し作戦を実行しました。

しかし、私にとっては体力的に結構過酷なものでした。博多湾で初体験のシーカヤックに挑戦。泳げない私は怖々だったため、大輔くんが結構手伝ってくれました。また、佐賀の北山ダムでのバス釣り。毎週のように過酷なイベントを続行するうちに、単語や短い会話、頷きなど大輔くんが心を開いていることが態度や言葉になって現れてきました。

また、家での様子も変わりました。おじいちゃん子の大輔くんは、おじいちゃんとは単語程度で話をするようにもなりました。

あるとき大輔くんに、「やってみたいバイトとかある？」と聞くと「スタンド……」と答えたので、無礼にも私は笑ってしまいました。「大輔くん、面白い冗談いうね」。そのとき大輔くんが無表情で笑ったのを私は見逃しませんでした。

「スタンドって大きい声がウリよね。元気が貰えてサービス品もたくさん貰える」「でもなんでスタンドなん？」と返答を期待せずいつもの一方的な質問をなげました。大輔くんは「あっ……」と小さく声は出したけど、その後いつものフリーズで、一点凝視微動だにしません。私は次の言葉をじっと待ちました。

「知り合いが……おる」。

こんな調子で大輔くんのペースで会話ができるようになっていきました。

私が職場復帰を少しずつ始めていたことと、目標であった「大輔くんの声を聞く」は達成できたので、徐々にボランティアセンターの別の担当者に引き継いでもらいました。

その後暫くして、大輔くんがガソリンスタンドでバイトをしていると聞きました。「いらっしゃいませ〜!!」と大きな声で頑張っているのだろうなと思いました。会いに行きたかったけどルールで行くことはできませんでした。あれからどうしているのだろうと、ふと思うことがあります。きっと大輔くんもそう思ってくれているのだろうと思います。

今振り返ると、大輔くんは左脳2次元能動タイプだろうと思います。

左脳2次元は先の見通しを立て情報収集し、マニュアルを基に、目標へ向かって一歩一歩確実に前進することを得意とします。反対に、順序や計画に変更が生じる不測の事態が起こるとパニックに近い状態になり、思考停止してしまうのです。

このタイプは、自分の信念が主体となって動くので、場合によっては執拗な逆恨みをすることもあります。これは理想を実現しようと強く主張し、囚われ過ぎて、新しい発想ができない状態です。

大輔くんのケースでは、目標を失い思考停止したとき、その原因の矛先を親へ向けました。恐らく口うるさい母親へだけではなく、息子と向き合おうとせず意見を言わない、存在感の薄い父親に対して、特に負の感情を抱いていたように思えます。無言の抵抗は2年にも及びました。大輔くんは、親の愛情を試していたのでしょう。

このような回想録だとドラマティックに感じられますが、現実には張り詰めた空気が部屋中に漂っていました。私も緊張と不安などが常に入り混じった気持ちで過ごし、咄嗟のチャンスを逃さぬために、考えうる限りの有効な選択肢をシミュレーションしていました。

もし脳タイプのことを知っていたら、大輔くんにもっと適切なアドバイスができたのではないだろうかと考え、その教訓を、今関わる方々に活かしています。

大輔くんのように左脳2次元能動タイプでストレス耐性が極端に低い人のカウンセリングでは、最初から一気に傷口に塩を塗るようなことはしません。今起きていることに対応し、次に過去の洗い出しをします。そして未来へと向かうのです。未来に向かうときは目標設定、段階的な手順のレールを一緒に考えてあげることがベターです。大輔くんのケースでは、徹底的な無償の愛、結果として動物脳プラスを上げたことが功を奏したのでしょう。体験ほど腑に落ちることはありません。

類似したケースは他にもあります。いずれにせよ、左脳2次元能動タイプは親との不和からの怨恨が、彼らの生きるモチベーションになっている場合が多々見受けられます。だからこそ対策は、無償の愛＝オキシトシンしかないと常々実感しています。

左脳2次元能動タイプ改善のチェックポイント

2つの段階における自分の注意すべき点と周囲の対応について

脳の使い方を育てる段階で気をつけること

周囲

Ⓐ 左脳の使い方を伸ばす（左脳を得意にする）

A1 コラージュ療法（※註1）を使って自分のやりたいことを明確にする。瞑想誘導しながら、コーチング（※註2）で目標を明確にする。それを基に、長い目で見て幸せに生きていけるプラン（どの学部を選ぶか、どの職業を選ぶか等）を一緒に考えてあげる

（※註1）雑誌や広告などから写真や絵などを切抜き、台紙に貼って一つの作品を作るという極めて簡単な方法。自己の内面を自ら振り返り、自分の不安や問題点を、作品を通して理解するだけではなく、自分を癒す効果もある。ストレスの発散、満足感、達成感を得られるだけではなく、無意識的な自己に気づくことで人との信頼関係を構築するのにも役だつ

（※註2）目標達成のため行動や目標の明確化を、指示やアドバイスではなく、主体的に能動的に

行動できるように、相手から答えを引き出して促していく。さらに、瞑想導入過程で、脳タイプに合わせたコミュニケーションをしながら相手の答えがあるところへ誘導する

A2 左脳3次元タイプと組んで、本質を勉強する

A3 現場で質問し、本質に誘導する（左脳2次元タイプは細か過ぎて、全体を俯瞰しないので、現場で全体を見ることを教える）

Ⓑ 右脳の使い方を伸ばす（破たんを防ぐ）

B1 先人たちの事例を使い、同じ道をたどることを示唆する（現状を改善する必要性を説く）

B2 徹底した人間学を身に付けさせる（特に人のせいにすることが多いので自己責任を理解させる）

B3 理解者が周囲に少なくても、ひとり無償の愛を注ぐ

B4 相手の脳タイプと適材適所を理解する

本人

C

左脳の使い方を伸ばす（左脳を得意にする）

C1 本を読み、本質を考える

C2 自分の信じることがすべてだと思わない。選択肢の幅を持つ。価値観の多様性を他人から学ぶ。指示されたことの他にできることはないか、周囲に聞くようにする

C3 現状に満足してチャレンジしないところが目立つので、現状のクオリティを上げるにはどうすればいいか常に考える

D

右脳の使い方を伸ばす（破たんを防ぐ）

D1 瞑想の必要性や有効性を客観的に（本などで）理解し、瞑想を習慣にする

D2 右脳2次元受動タイプから、人間関係を円滑にするにはどうするか、さらに人間関係こそが自分の志をはたすのに有効であることを学び、まねる

調子がいいときの注意

周囲

Ⓔ 左脳の使い方を伸ばす（左脳を人の役にたつ高いレベルにする）

E1 本質を考えさせ、常に並行して別のこともやらせる

E2 選択肢を多く持たせる

Ⓕ 右脳の使い方を伸ばす（左脳をより強化する）

F1 状況によってものごとは変化していくことを理解させる

F2 自分だけを大事にする傾向があることを指摘し、世の中にどう貢献するかの視点で考えさせる

本人

Ⓖ 左脳の使い方を伸ばす（左脳を人の役にたつ高いレベルにする）

G1 現状が続かないことを自覚して、プロジェクト、人間関係で予防策をうっておく

G2 考え方に偏りがないか注意する

G3 細かな説明が抑揚なく長く続くことに気づき、それを是正し、相手の知りたい

本質を短く言うようにする

H

右脳の使い方を伸ばす（左脳をより強化する）

H1　瞑想をする

H2　攻撃的になっていないか注意する
（少しでも自分の思い通りにならないと癇癪を起こし不機嫌になる傾向がある）

H3　自己中心的な自分に気づく

H4　周囲の人を組織の歯車、駒として見ず、人として大事にする

【私の解析】

一例目のTさんに関してのスキームは、

①　瞑想をする＝D1、H1
②　計画を立てる＝A1
③　予備の計画も立てておく＝C1、E1、G1

にあたります。

カウンセリング内容にはB2・B4もあります。

左脳2次元は、人間関係に一番問題を起こしやすい脳タイプです。それを防ぐためには、自分の独特の考えにこだわらないようにするために左脳3次元もレベルアップし、本質から多くの選択肢を考えること、右脳のレベルアップのために人間学を学ぶことが大事になります。

おそらく人間関係が厳しい環境からきている脳タイプで、何かの理念にしがみつかないと不安になりやすい面があるのでしょう。その理念に合わないことが起こると、パニックになりやすい傾向があります。

一方、左脳2次元的なところが技術開発や厳密さにつながり、競争が厳しい組織にとっては貴重な人材となるので、人間関係で破たんせずにどのように幸せに人生を全うするかを自身でよく考えるべき、また周囲もそう促すべきでしょう。自分の本当にやりたいことと、実際社会で働く内容との折り合いがうまくつくと、精神的に安定します。社会と折り合いをつけず、自分の信じることのみで走ってしまうと、いくら正しいことであってもうまくいきません。

歴史的にいうと江藤新平や石田三成のような悲惨な最期を迎える可能性があることも勉強する必要があります。

2例目の大輔くんの例は、B3にあたります。時間はかかりますが、かつての日本の母親が持っていたような、無償の愛が左脳2次元タイプを立ち直らせるのに一番大事だということを感じさせる例です。

なぜなら、このタイプは闘争的な面があり、競争に負けると自分の存在価値がないように感じる傾向があります。そのときに無償の愛を注がれると、右脳的な人間の温かさを痛切に感じ、その人に恩返しをしようと再びやる気がでるでしょう。

④ 左脳2次元受動タイプ

脳タイプテストの結果

30代　女性　美容室経営者

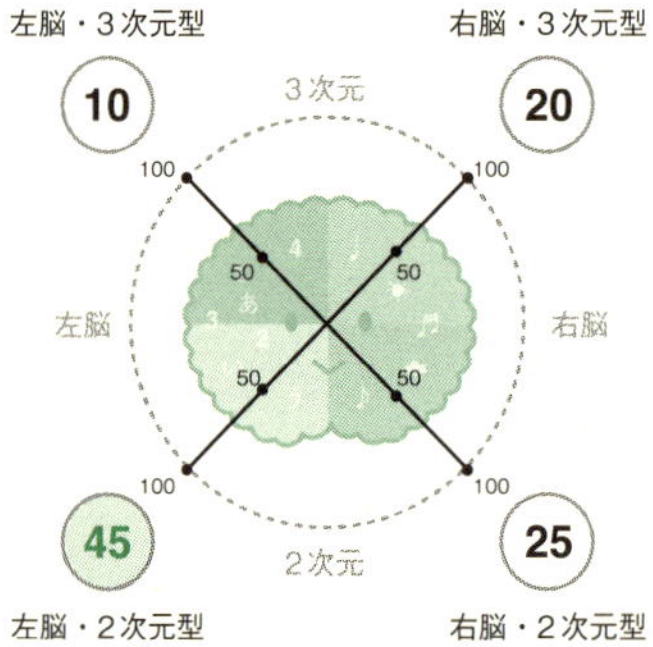

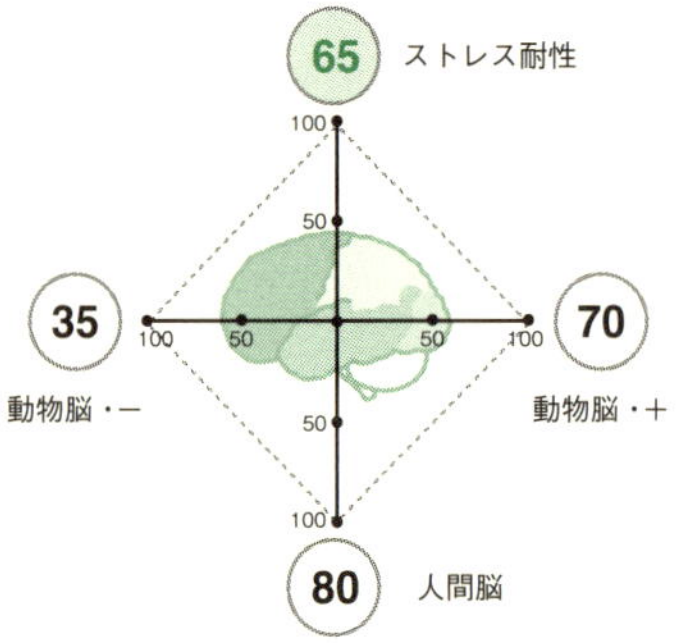

◆相談内容

30代女性の美容室経営者より、従業員への対応の仕方について

● 従業員の感情に合わせて感情的になったりイライラしたりするので、もっと穏やかな気持ちで過ごしたい。

● 注意するとムッとする若い従業員の対応に困っている。

◆アドバイス

左脳2次元受動は、自分の信念ではなく、経典などに基づいて行動するタイプです。若い人の場合は、経典や人間学などの代わりに情報がその役割を担っています。それを理解して、周囲の人たちの情報を把握し、それに合わせた行動をとるように促しました。

①情報に基づいて自分の意思を明確にする

● 日々繰り返される選択の優先順位を決めるとき、左脳は「情報」を基に自他の境界をつけ、自分の意思を明確にする。左脳にとって重要な情報が、脳の使い方の本質であれば、ある意味宗教や思想よりは理解しやすくなる。

②自分と周囲の人の脳タイプを把握する

● 左脳2次元受動タイプ（自分）は、相手が中心（2次元）で、相手の考えが主体（言語＝左脳）なので、相手の感情に振り回されやすいことを自覚する。

● 左脳2次元が得意とする管理能力を使って、従業員を脳タイプ別に整理し、関わり方を一覧にする。それに合わせてコミュニケーションをとるようにする。

③　瞑想をする

●人の言動に動じず、穏やかでいられるように、瞑想を習慣化する。

◆カウンセリングの結果

経営者からのコメント

●質問力を使って従業員の話を聞くと言葉から脳タイプがくみ取れることに気づいた。

右脳…わくわくする気持ちで得意なものにすぐ取り組む。頼られたら動く。

左脳…いろいろな工夫をしながら順序立てて行動に移していく。

「言われて悔しい」「みかえしてやる」「指摘をされるのが嫌だから、されないようにやるべきことをやる」と思う。

↓相手がどの脳タイプか考えながら話を進めていると、とても楽にコミュニケーションができた。

●左脳2次元タイプの従業員が多い。

↓できるだけ目標を明確にするように話し合う。

●直接注意するとムッとする従業員に対して紙に書いて説明すると素直になる。

↓指示を書面で通達すると、余計な洞察がなく、左脳としては楽。注意するのが苦手ということもあり、お互い気持ちよく同意できた。

● 以来、話をよく聞いてくるし質問もしてくれるようになり、コミュニケーションが円滑になった。

● 目標が明確になり、ヘアメイクコンテストを目指して前向きに頑張っている。

● 目標を明確にすることは、左脳にとって大切なことだと実感した。

左脳2次元受動タイプ改善のチェックポイント

2つの段階における自分の注意すべき点と周囲の対応について

脳の使い方を育てる段階で気をつけること

周囲 Ⓐ 左脳の使い方を伸ばす（左脳を得意にする）

A1 脳タイプから何が得意か明確に指示し、長所の伸ばし方、今後のプランを一緒に考える
A2 左脳3次元タイプと組んで、本質を勉強する
A3 目的がないと思考行動停止になることを認識する
A4 急な変更があることを事前に知らせる。できるだけ多くの想定を学ばせる。例外的処理があることを伝えたうえで、例外を意図的に経験させてストレス耐性を上げる

Ⓑ 右脳の使い方を伸ばす（破たんを防ぐ）
B1 組織の中での役割、位置付けを明確にする
B2 理解者が周囲に少なくとも、ひとり無償の愛を注ぐ
B3 周囲の人の脳タイプを知り、対処法を理解させる
B4 人間学を学ぶ

本人

Ⓒ 左脳の使い方を伸ばす（左脳を得意にする）

C1 本を読み、本質を考える

C2 自分の信じることがすべてだと思わない。選択肢の幅を持つ。価値観の多様性を他人から学ぶ

D 右脳の使い方を伸ばす（破たんを防ぐ）

D1 瞑想をして融通がきくようにする。呼吸法でパニックにならないようにする

D2 少数でもいいから親友をつくる。細やかな気遣いで相手に役だつ行動をする

D3 急な展開や変更が起きることを前提にして業務遂行する。急な展開や変更が起きたとき、可能な範囲で短期計画を立てる

調子がいいときの注意

周囲

E 左脳の使い方を伸ばす（左脳を人の役にたつ高いレベルにする）

E1 本質を考えさせ、常に並行して別のこともやらせる

E2 調子がいいことを認識させる

F 右脳の使い方を伸ばす（左脳をより強化する）

F1　変化に柔軟に対応する方法を教える
F2　称賛する

本人

G 左脳の使い方を伸ばす（左脳を人の役にたつ高いレベルにする）

G1　現状が続かないことを自覚して、プロジェクト、人間関係で予防策をうっておく
G2　人生は常に計画通りではないことをいつも意識する
G3　調子がいいことを認識する

H 右脳の使い方を伸ばす（左脳をより強化する）

H1　瞑想をする
H2　趣味を楽しむ
H3　体験を積む

【私の解析】

カウンセリング内容は、

A1・A3

B3

にあたります。

左脳2次元受動タイプは、相手の考え方が自分の判断の主体になり、感情的に不安定になりやすい傾向があります。相手の脳タイプが分かり、具体的な対応が言葉でわかれば（例：ムッときやすい若い左脳タイプには紙に書いて指示するなど）、感情的に安定するでしょう。

また、周囲の人と同じ目標を持つことも、関係を改善し、自分自身の脳の使い方が改善することにつながります。

この脳タイプは、歴史的にいうと細川ガラシャのように、ある種の宗教、主義を信じやすい傾向があります。もちろん厳しい環境を乗り越えるのにそれが大きな力になることは否定できない事実です。歴史をみても、厳しい環境の砂漠地帯から一神教が生まれたり、厳しい社会情勢から共産主義やファシズムが現れたように、厳しい環境になると人々は何かの原理にしがみつきたくなりやすいです。しかし、原理主義の集団が周囲の人々に大きな迷惑をかけてきたように、経典や本の言葉をすべて信じ、原理として行動するのは、脳にとって得策ではありません。

左脳2次元タイプは、意識的に経典や本の中の本質のみを掬い上げて、現実に合わせ、柔軟に対応することが、幸せに生きるために大事であると考えています。

《右脳タイプ》

①　右脳3次元能動タイプ

脳タイプテストの結果

40代　男性　私立高校学年主任教員

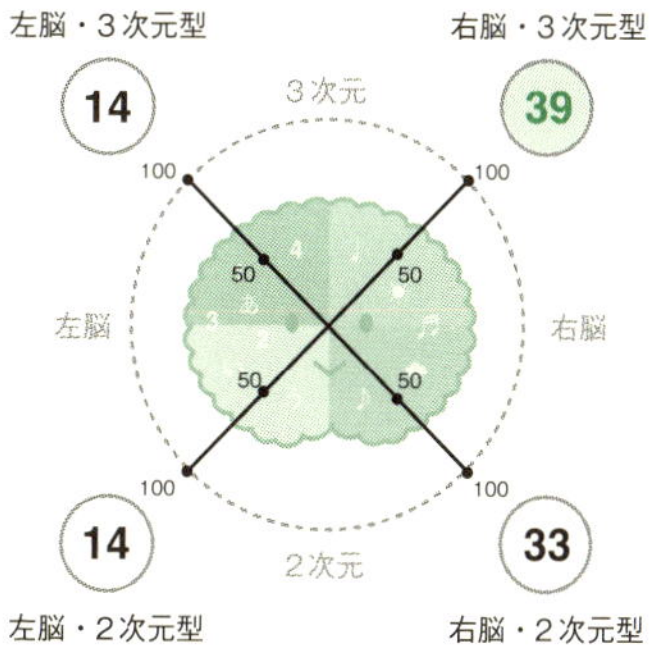

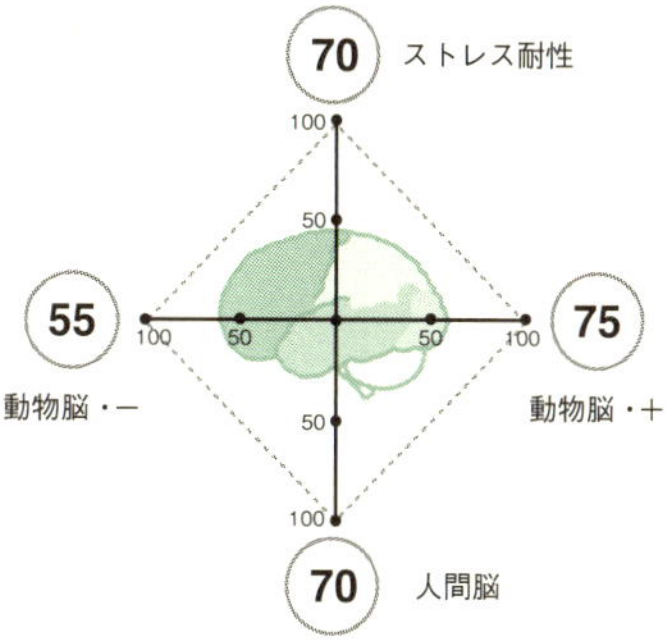

◆相談内容

校長先生から。主任教員の同僚や部下に対する厳しい発言や、相手の立場や思いを考えない言動について、対応に困っている。

- 主任教員は、言葉使いが悪く、強い口調で注意をするので周囲から恐れられている。
- 相手の気持ちを考えない言動が目立つ。

◆アドバイス

右脳3次元タイプは、バリエーションや新規性がある、楽しくてアドレナリンやドーパミンを刺激するようなことを、常に求めています。逆に厳しいストレスをかけても、時として刺激的にも感じ、負けてしまいそうでもなんとか乗り越えるので、周囲は巻き込まれないように俯瞰して観察しましょう。

① 脳の特性を理解して対応する

- 右脳3次元能動の特性を周囲が理解し、それに応じた対処をする。
- 右脳3次元能動は、自分が主体で空間を支配し、言動が、攻撃的、批判、不平不満、逆ギレ、執拗な依存へと転化したときは周囲に影響を与えやすい。そのため、相談や怒りの言動に対して、同情したり同調したりして、周囲の人が巻き込まれないようにする。

- 常に坂の途中という状況下におきつつ、適度な（適度とは新規性や企画性がある）ストレスを与えておく。

②自己理解をさせる

- 辛らつ過ぎるかとも思える表現で、自己の脳タイプの特性を伝えると、それがモチベーションとなり、ストレスをエネルギーに変えて乗り越える。

③能動を受動へ傾ける

- 能動タイプは集団を率いるのには不向きなため、受動に傾けるようにする。

（対応策）

- 瞑想や人間学を使って、整理された脳の使い方をする。
- 指導者は右脳２次元か、左脳３次元が適当。

●瞑想で動物脳対策をし、人間学で人間脳を鍛えてコミュニケーションスキルを上げる。
●フォローを徹底し、報告や変化をフィードバックさせる。

◆カウンセリングの結果

主任教員のコメント

●瞑想をしていないと、気持ちがざわつき、イライラの片鱗が出ることを自覚。
↓瞑想の必要性がメディアでも話題（右脳3次元タイプが好む情報）になっているので継続するように伝える。
●仕事は、上手くいっていると感じている。
↓相手を操作しようとか自分の思った通りに動かそうという葛藤が、不思議なくらい起きない。

↓求められてから、脳タイプに合わせてどのような指導が向くか冷静に考えるようになった。
●家族ともとても上手くいっている。
●この2年間はとても苦しく、特に人間学の研修を受入れ実践することはとても難しかった。

↓（理由）自分と向き合うことを避けていたからだと思う。

● 落ち着きと貫録が備わってきている。

校長先生からのコメント

● 退職を希望している有望な教員のことで主任教員に最終意見を求めたところ「当校で成長した先生が巣立てるなら、きっと社会貢献になるでしょう。我々も自信もって送りだしてあげましょう」という答えだった。結果その教員は留まることになった。

● 主任教員は精神的にも安定しており、大変冷静で穏やか。

● 相手を思いやる大変前向きな意見を言うようになった。

● 最近の職員会議や外部研修でも、「相手に対する思いやりや周囲への感謝」という言葉が頻繁に聞かれる。

● 以前は「ありがとうや感謝の押し売りは女々しくて嫌いだ」と言っていたが、2年でこんなに考え方が変わるのかと驚くとともに、前向きな考え方ができていることに大変嬉しく思う。

● 他の教員にいい影響を及ぼしている。
● ますます成長することを期待している。

右脳3次元能動タイプ改善のチェックポイント

2つの段階における自分の注意すべき点と周囲の対応について

脳の使い方を育てる段階で気をつけること

周囲

Ⓐ 右脳の使い方を伸ばす（右脳を得意にする）

A1 厳しい環境で新しい領域の開拓をさせる。新しいことを学ばせ実践させる

A2 瞑想を指導する。日常の呼吸法（たとえば90秒呼吸法）を教える

A3 コミュニケーションを学ばせる

A4 人間学を教える

本人

Ⓑ 左脳の使い方を伸ばす（破たんを防ぐ）

B1 自我観察法を教える

B2 脳タイプ、脳の使い方を教える

B3 管理できる左脳2次元タイプと組ませる

B4 報告書を書く

B5 面白いプランを提案したとき、実現可能性を検討させる

Ⓒ 右脳の使い方を伸ばす（右脳を得意にする）

C1 厳しいときを思い出して、常に謙虚にふるまう

C2 相手が求めていることを提案する

C3 毎日仕事前に瞑想を実践し継続する

緊張する場面では息を吐くことを意識する

C4 新しいことの導入に関わる。その際に、意志決定が早く急に決定するが、内容を深めることも常に意識する

C5 人間学やコミュニケーションで学んだことを、仕事や日常で実践する

学習と実践のバランスをよくする

D 左脳の使い方を伸ばす（破たんを防ぐ）

D1 左脳3次元、右脳2次元タイプと常に相談し、アドバイスに従う

D2 口から出まかせにならないように考えながら、テンションを落として一呼吸してから話し始める癖をつける

D3 自我観察を実践する。徹底的に自分の脳の使い方を理解し、受け入れる。自分の短所と目を反らさず向き合い、それを注視する

D4 日頃接する人の脳タイプと対応方法を、写真付きでファイルに整理する

調子がいいときの注意

周囲

E 右脳の使い方を伸ばす（右脳を人の役にたつ高いレベルにする）

E1 評価や称賛の後、次の自己成長の課題は何かを考えさせ、ハードルの高い目標やノルマでストレスをかける。ただし、ストレスを与えても、危機感を煽って

調子にのせない

Ⓕ

F1 左脳の使い方を伸ばす（右脳をより強化する）

組織に大きな被害を与える可能性のある言動（以下にあげる）を周囲が常にチェックし、冷静に厳密に対応して、本人に何が起こっているかを明確に悟らせて、組織に決して被害を及ばせないようにする

- 軽度なことでも事件、問題が起きたとおおげさな表現で周囲に不安を撒く
- 瞬間的判断で、相手が言う前に先に答えを言い、考える時間を与えない
- 瞬間的判断で、回りを巻き込んで暴走する
- 無くし物が多い
- よく喋り、誰かをターゲットに、毒舌で辛らつなジョークで、周囲を笑いに巻き込こむ
- 感情の波が激しい

など

本人

G 右脳の使い方を伸ばす（右脳を人の役にたつ高いレベルにする）

G1 自我観察、瞑想、呼吸法で気持ちを鎮める。感情的になったら、息を吐く
客観的で冷静にものごとに対処する

G2 対人関係での問題点（以下にあげる）を改善し、思ったことをすぐに言葉にしない、質問を求められたときには、質問力と傾聴に徹しアドバイスはしないことを意識する

- 自分が喋り過ぎて相手の話を聞いていない
- 人の心に土足で踏み込む
- サービス過剰になっている
- 軽率で浮足立っている
- 自由奔放で、ルールを守らない、あまのじゃく、自分の価値観で押す

G3 スポーツをする、カラオケではしゃぐ等でエネルギーを発散する

H 左脳の使い方を伸ばす（右脳をより強化する）

H1 左脳3次元タイプにアドバイスを求め、有頂天にならない

H2　個人的なことに興味を持たず、自分の在り方に対して常に高いノルマを持つように意識する

【私の解析】

スキームに関しては、

A2・A3・A4

B2

C3

D2・D3・D4

F1

G1・G2

にあたります。

右脳3次元能動は、勢いで動くことに快感があるタイプなので、根気よく周囲が問題点を意識

して対応しないと、結果的に組織に大きな被害を与える可能性があります。
逆に、問題点を改善していけば、組織の新規開拓、ムードメイカー等明るい勢いを与えてくれます。周囲がそれを理解して、常にコントロールすることで、本人も幸せな人生を送ることができるでしょう。

歴史的にいうと、三国志で諸葛孔明の部下だった馬謖や、戦国時代の柴田勝家の部下である佐久間盛政などが、このタイプにあたると私は考えています。エネルギッシュで一見戦いに強そうですが、戦況を見る目がなく、昂奮して飛び出し、全線が崩壊する原因をつくりました。現代でも多く見かけるタイプで、本人は苦しいかもしれませんが、能動を受動にもっていき周囲に優れた人をつければ、その明るく人を巻き込むキャラクターが活きてくるでしょう。

②　右脳3次元受動タイプ

脳タイプテストの結果

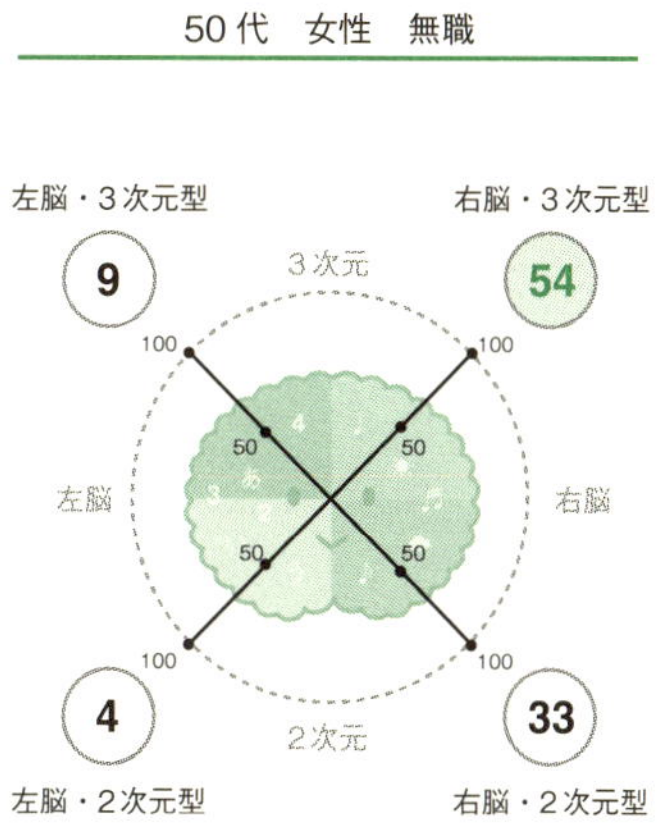

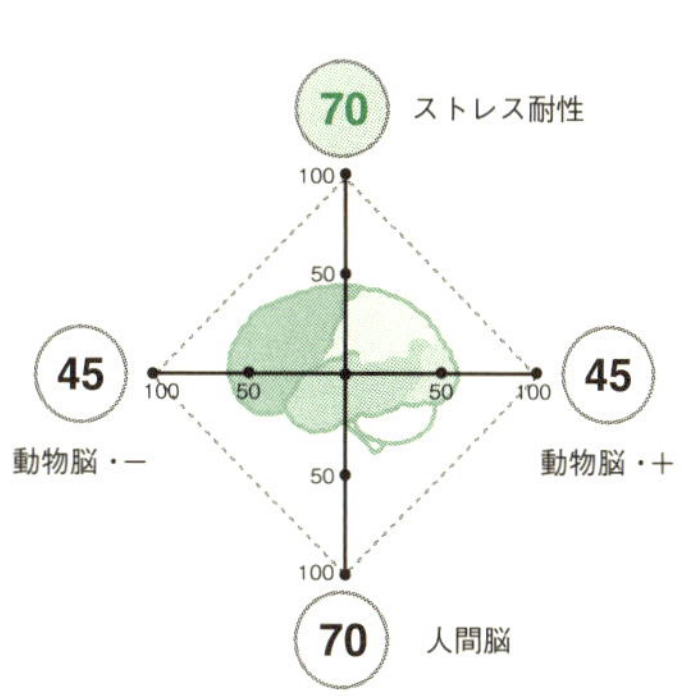

◆相談内容

50代女性より、自分と家族の将来について。

●癌との闘病、家庭生活の清算、両親への告知、娘との関わり方、経済的自立など、複数の深刻な悩みを抱え、どうしたらいいかわからない。

◆アドバイス

右脳3次元は周囲の空間が主体で動き、世間体を気にして行動を決定することが多いです。そのため、自分がどうしたいかが明確でないと、漠然と不安を抱え、その不安が依存をつくるようになります。逆に、自分のしたいことが明白であれば、自立心を発揮します。

①瞑想を徹底し、人間学を学ぶ

- 動物脳マイナスを下げるために、瞑想を行うことで、感情の起伏が減り、不安症が改善される。
- 人間学を学ぶことで、自分の軸ができ、周囲（世間）ではなく自分を主体にして空間を支配することができるようになる。

②自分の脳タイプを理解する

- 不安によって依存しやすい脳タイプであることを理解することで、自分の目標を明確化しようと努力できる。その過程で、右脳3次元の元気さ、素直さ、前向きさや行動力といった、ポジティブな特徴が働くようになった。

③目標や問題解決の方法を言語化した夢ノートを作る

- 夢ノートは、カウンセラーが独自に作成したもので、自身の目標や、問題解決の具体的な方法を言語化して書き留めることによって、夢に向かう手助けをするもの。
- 言語化して、目標や乗り越えるべき問題が明確になったことで動物脳プラスが増加した。

◆カウンセリングの結果

本人のコメント

- 私がポジティブで幸せになるにつれ、娘も明るくポジティブになり、真剣に自分の人生の舵取りを始めた。
- 娘は、娘を大切にしてくれる優しい夫に巡り合い、可愛い子どもも産まれ、笑顔で安定した生活を送っている。
- 私は東京で、自我観察と瞑想により深淵なる知恵の完成をしている。瞑想の仕方を若い人に教えながら、願い通りのアークヒルズに住み、魂で理解しあえるパートナーに巡り合えた。
- よい友達にも囲まれ、生まれてきた意味を知り、愛と感謝の中で幸せに生きている。

（12月の脳テストの結果及び解析）

50代　女性　無職　12月の脳テスト

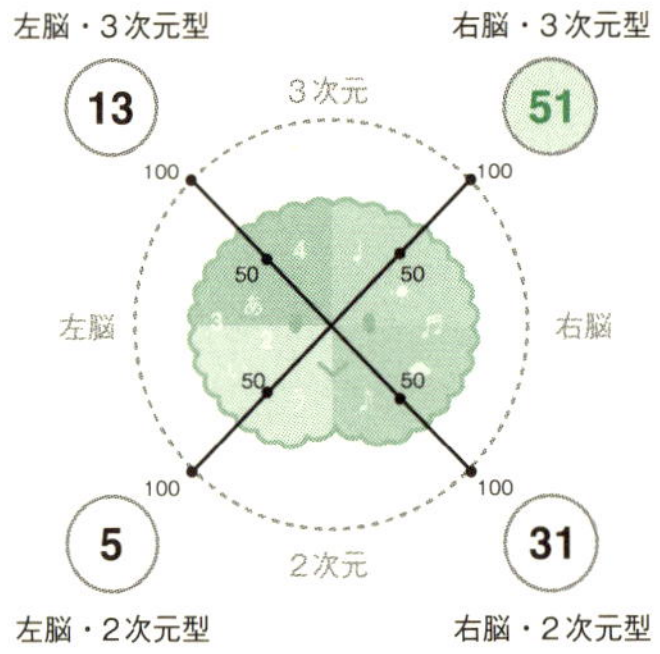

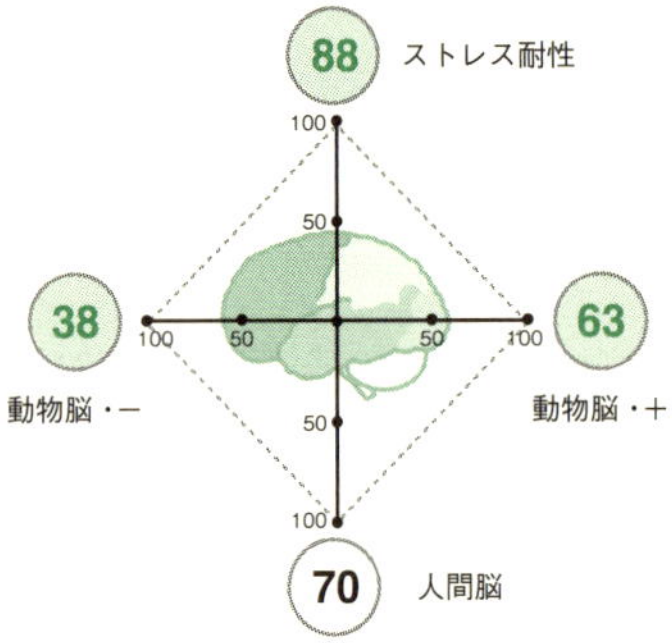

動物脳プラス↓増加、動物脳マイナス↓減少、ストレス耐性↓増加

- 動物脳マイナスが下がったことで感情の起伏が減り、不安症が改善。
- 目標を明確にしたことで、動物脳プラスが増加。
- 実現へ向けて、癌にではなく夢に意識を向けた。
- 夢学校を通じて人間学、脳の使い方、行動を起こしたことで、様々な問題を乗り越えた。

カウンセラーのコメント

私自身癌の苦しさを体験しており、体験だけでは悲しい物語で終焉してしまう。そのため、彼女とよく話し合い、夢を叶えることに意識を向けようと話した。

↓動物脳プラスを上げることが免疫力を上げることに繋がる。

彼女の心に絡む多くの問題が解決へと向かうとき、うまく行くか、行かないかを検討して対処に臨んだ。

複雑で多様な問題を多く抱えると、そこに生じる人の複雑な感情も、無意識を含め無尽蔵に増加。

↓感情面だけでなく、脳のタイプ、脳の発達の違い、意識無意識も含め、本当に複雑なため、限りなく解決に近づけ免疫力を高めるためには、脳を使うしかない。

↓どのように夢に近づくか、現実との折り合いをつけるか。それは人として脳の質を上げ、脇見せず夢や志だけを凝視。

↓全体を俯瞰し、客観的に人生を観られる。

得意な脳を使い、無駄な動物脳の暴走や人間脳の迷いに巻き込まれなくなったことも、よい結果に結びついた要因となった。

右脳3次元受動タイプ改善のチェックポイント

2つの段階における自分の注意すべき点と周囲の対応について

脳の使い方を育てる段階で気をつけること

周囲

Ⓐ 右脳の使い方を伸ばす（右脳を得意にする）

A1 何が好きか、何をしたいか、どのような生活、どのような人生を生きたいのかを明確にすることを手伝う

A2 旅、自然、音楽、教育など右脳にかかわる仕事を提案する

A3 企画したことは、ある程度自由に采配させる

A4 進捗を確認したいときはオープンクエスチョン（※註）で質問する

（※註）「はい」「いいえ」のような制約を設けずに、相手に自由に答えさせるような質問の方法

Ⓑ 左脳の使い方を伸ばす（破たんを防ぐ）

B1 右脳の曖昧な意思を、明確な言語にする

B2　例え話を用いる
B3　目的を明確にしたうえで、権限移譲し左脳で管理する

本人

C　右脳の使い方を伸ばす（右脳を得意にする）
C1　だまされやすいので、信用できる人を見つけて付き合う
C2　人間学を学ぶ

D　左脳の使い方を伸ばす（破たんを防ぐ）
D1　即決せずに、熟慮する癖をつける
D2　脳の使い方について学ぶ
D3　夢の実現の仕方やものごとの本質的な考え方、捉え方を身に付ける
D4　ホワイトボードなどを使用して、お互いの考えを出し合う（ブレーンストーミングを用いる）

調子がいいときの注意

周囲

E

E1 右脳の使い方を伸ばす（右脳を人の役にたつ高いレベルにする）
周囲の空間が主体で動いていることを指摘する。右脳3次元受動タイプは、自分が主体で動くことが幸せにつながる、という本質を伝える

F

左脳の使い方を伸ばす（右脳をより強化する）
F1 左脳3次元タイプのアドバイスを常に受け、自分の範囲以外は手を出させない
F2 業務報告を記録させる。周りが行動予定を知っておく
F3 山勘や推論を裏付ける理由を用意してあげる

本人

G

右脳の使い方を伸ばす（右脳を人の役にたつ高いレベルにする）
G1 相手に感謝されることが何かを考える
G2 周囲の空間が主体で動くので、自分の感情に鈍感になっていないか意識する

H 左脳の使い方を伸ばす（右脳をより強化する）

H1 左脳3次元タイプにアドバイスを求め、自分の範囲以外は手を出さない

【私の解析】

多くの悩みを抱え、長い時間をかけて乗り越えてきた例です。

主に使った方法は

A1

B1

C2

D2・D3

E1

などです。

右脳3次元受動タイプは、周囲の空間が主体（たとえば世間体）で動いており、逆に、自分が

主体で動くことが幸せにつながるということがポイントです。

そのためには、瞑想をして気分を落ち着けること。そして、自分の夢がなんであるか考えて言語化し、それに対して常に前向きに取り組むことが効果的でしょう。

右脳タイプは、理屈よりも明るく気分のいいことで動く傾向があり、特に右脳3次元受動は、元気で素直ないわゆるいい人なのですが、長い目で見てどのような方向に行くかを考えていない刹那的な面があります。そこで、人間学を学び、夢を言語化したり、左脳3次元タイプの意見に従うことで、明るく幸せな方向にぶれずに向かうことができ、周囲にも幸せな気分を伝播することができるでしょう。

③　右脳2次元能動タイプ

脳タイプテストの結果

30代　女性　派遣社員

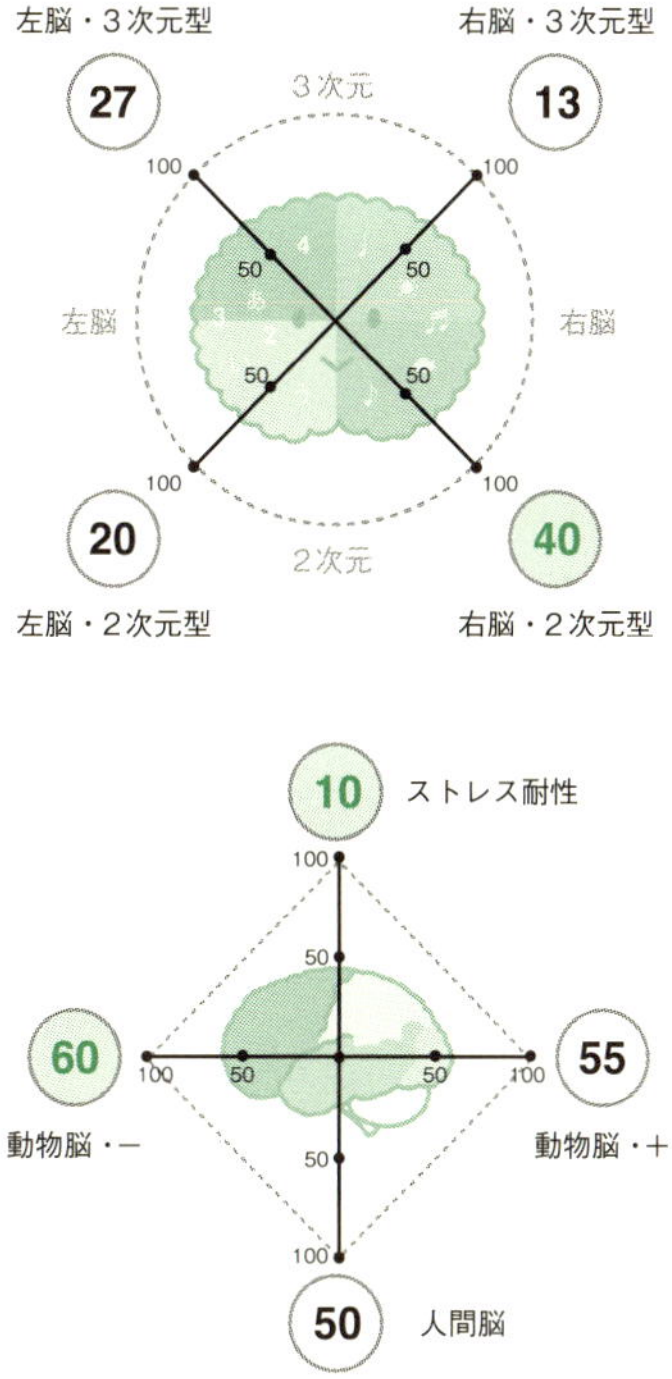

◆相談内容

30代女性より、大好きな母との暮らしと将来への不安について

●大好きな母親の世話をするために、いつまでも一緒に暮らしたいと考えており、これから先の結婚などについて不安を感じている。

- 相談者は、虚弱体質で、胃腸が弱く、食が細い、体重38kgを超えない、顔色が悪い、貧血ぎみ、体力がなく疲れやすい、すぐ熱を出す、などがある。

◆アドバイス

右脳2次元タイプは、能動でも受動でも好きな相手に尽くす特徴がありますが、能動の場合は特に、自分の好きな人にだけ尽くすという主観的で極めて限定された尽くし方をする傾向にあります。相談者はものごとの本質が理解できず、そのためものの捉え方にズレが生じて、ストレスを感じやすくなっています。また否定的な考え方・発言が多いため、それを改善する対策を行いました。

① ストレス耐性を上げる

- ストレス耐性が極端に低いために、否定的な思考になったり、体調がすぐれない。

（対応策）

- 瞑想を習慣化する。

↓ストレス耐性を上げることができ、体の調子も整う。

②ポジティブな言葉を使う言語化訓練を行う

● 自分が不安を感じている「母親との生活」や「健康」に関して、自分の理想をポジティブな言葉にして表現する。

● 言語を使った左脳のトレーニングによって、ストレス耐性が上がり、虚弱体質も改善してきた。

◆カウンセリングの結果

本人のコメント

● 体が元気になった。

● 生理周期がここ2ヵ月、正常な周期になった。（基礎体温を計るようになってから、10年位、いつも月経周期が長かったので驚いている）

● 舌を口内上部へつけて鼻呼吸をすると良い、ということを本で読み、そうすると、腹式呼吸がしやすくなり、姿勢も保ちやすくなり、フェイスラインもすっきりしそうな感じで、気持ちも安定しやすい気がする。瞑想するとき、どうしても口から吐かないと呼吸を意識できなかったのが、鼻呼吸で瞑想できそうになってきたのがとても嬉しい。

- 願っていたような歯医者さんに出会え、今まで恐怖でしかなかった歯医者に、美容院感覚で気楽に通えるようになり、歯の健康維持も希望が持てるようになった。
- 10年ぶりに近所のジムに行き、やってみたかったバランスボールの講習を受けられた。普通にできたので、体を鍛えていくことを実践していけると思えた。他に「健康体操」という講習にも出ようと考え、昔行っていた酵素風呂にも問い合わせし、今度また通おうと考えている。
- 気持ちが安定している感じがする。母に対して、余裕を持っていられる。
- 元気になってきて、疲れがとれやすい。無理できることが増えてきた。
- 体重が初めて39kgになった。
- 今年の夏は、1度も頭がボーっとする症状がでなかった。
- 「健康」はもう現実になってきていて、「夢」ではなくなったと感じる。

右脳2次元能動タイプ改善のチェックポイント

2つの段階における自分の注意すべき点と周囲の対応について

脳の使い方を育てる段階で気をつけること

周囲

Ⓐ 右脳の使い方を伸ばす（右脳を得意にする）

A1 チームで仕事をさせ、サポート的な役割を与える。頼りにして、責任や役割を与える

A2 危機的状況をあえて与える

A3 「人の為」が偽善になっていないか、本質的質問をして自ら気づいてもらう

Ⓑ 左脳の使い方を伸ばす（破たんを防ぐ）

B1 努力を認め、誠意で接し、適確な方向性を指示する。

B2 左脳3次元タイプと組ませる。言語で明確にする。最後まで話を聞いた後で、要点を確認してあげる。意志決定が遅いので、話をよく聞いた上で背中を押す

B3　一生懸命さを前面に出してアピールするので、そのときは左脳的に対応する

B4　なあなあになりがちで仕事が遅いので、進捗状況を確認する。できていないところを明確に指示し、できるようになったか確認する。多くを要求したり、無理な追加の指示は、仕事量を確認しながら負荷になりすぎないように指示する

本人

C　右脳の使い方を伸ばす（右脳を得意にする）

C1　相手中心を徹底する

C2　瞑想をする

C3　自分の考えや感じたことを、プラスの言語にする

D　左脳の使い方を伸ばす（破たんを防ぐ）

D1　現場で本質を考える

D2　選択肢や可能性の幅をできるだけ広げ、360度の多方面からものごとや人を捉えるように意識する。自分が想像したことすべてに反面があることを、客観的に受入れる

D3　要領が悪いので、優先順位を意識する

D4　自我観察を使い、自他を客観的に観察する

D5　感情で訴えない。嘘をつかない

調子がいいときの注意

周囲

Ⓔ　右脳の使い方を伸ばす（右脳を人の役にたつ高いレベルにする）

E1　支える役に徹しさせる

E2　雑談や余談、プライベートな話を含め最後まで聞き、共感し、感想をいう。単刀直入で味気ない理屈は避けるようにする。一般論や統計ではなく、あなたの気持ちを伝える

Ⓕ　左脳の使い方を伸ばす（右脳をより強化する）

F1　主観的になり過ぎていないか注意する。客観性を持たせる

F2　限定的な業務を細かく指示する

F3　話には、具体的なエピソードや体験談を盛り込む

本人

G　右脳の使い方を伸ばす（右脳を人の役にたつ高いレベルにする）

G1　嘘をつかずに無理なこと、何が希望か、どうしたいか、意思をはっきり伝える

G2　好き嫌いで人を判断しない

H　左脳の使い方を伸ばす（右脳をより強化する）

H1　信用できる左脳3次元タイプに従い、信用できない人の言いなりにならない

H2　いき過ぎた正義感、平和主義者にならないように、自分を客観的に観察する

【私の解析】

改善のチェックポイントの中で、

C2・C3

G1・G2

にあたります。

右脳2次元能動タイプは自分の好きな人のみに尽くすので、感情の波があり、ものごとの本質が見えずに、ストレス耐性が低い傾向があります。要するに、大人になっていない人といっていいでしょう。

まず、感情のぶれをなくすために瞑想を行います。また、この例にある通り、気分がいいかどうかを基にして動いているので、ポジティブな言葉でものごとを捉えることで、健康や人間関係が好転していきます。

そこから先は、左脳3次元タイプとしっかり組んで、変な方向にいかないように気をつけることが肝要です。好きな人間の言いなりになり、社会的に見て破たんするような悪い方向に行くことも多々あるからです。

歴史的にいうと、西郷隆盛が、自分の好きな右脳タイプに流されて、本来は自分が意図していない西南戦争に担がれました。大久保利通のような左脳3次元の優れた人と緊密に連携をとって方向性を決めていれば、幕末のころのように、優れた判断で的確な道を歩めたはずです。

④ 右脳2次元受動タイプ

脳タイプテストの結果

Aさん：30代 女性 犬のしつけ学校経営者

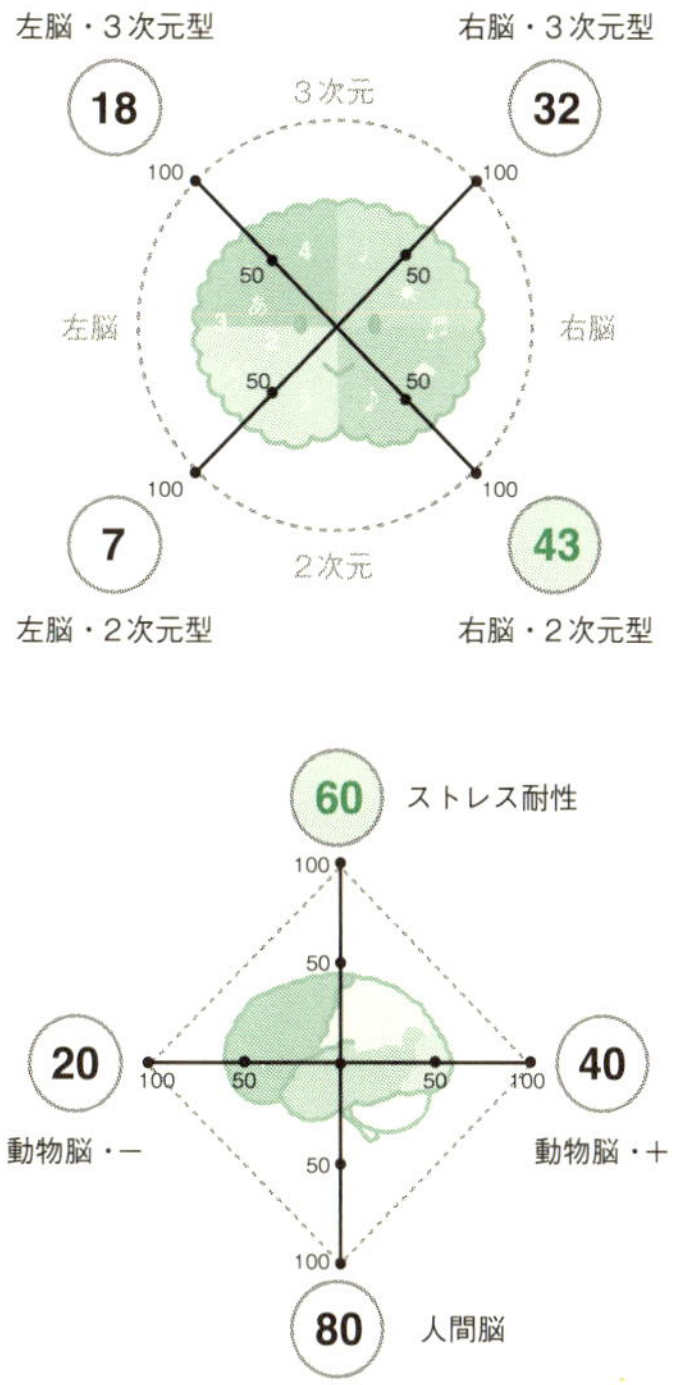

◆相談内容

経営者Aさんより、経営がうまくいっていないことに悩んでいる。

● 相談者は右脳2次元受動で、犬のしつけ、及び訓練士養成等の職業はむいているが、経営には左脳3次元的な脳が必要になる。

● 他スタッフも全員右脳タイプで、ストレス耐性が50前後と低い。
● 新規雇用するつもりはない。
● 適材適所の人材がいない場合、どうすればいいか。

◆アドバイス

右脳2次元受動タイプは、常に相手を主体にして尽くす特徴があります。相手の顔色をうかがったり、いつも他人の評価を気にするなど、多少自滅的な気苦労が強い面が見受けられます。人を助けることを厭わない愛に生きるタイプで、動物脳が低い傾向にあります。自問自答を繰り返して、脳を徹底的に働かせるなどの方法で対処しました。

① ストレス耐性を上げる
● ポジティブな言語化をして動物脳プラスを上げる、その結果ストレス耐性が上がる。
● 常に相手主体で考えることを更に深め、自己重要感をモチベーションにする。

② 人間学を学んで人間脳をさらに上げる

- マザーテレサやナイチンゲールの生き方、考え方をその名言から学ぶ。
- 山元加津子さん（「1／4の奇跡」など障害者との交流を描いた作品を発表している特別支援学校教諭）の講演を聞く。

③ **右脳2次元受動脳を徹底的に使う**

- 自他に対する美点凝視、感謝、質問力などのコミュニケーションスキルを磨いて右脳2次元受動を鍛える。
- 右脳2次元受動を徹底的に使うと、脳の使い方が左脳3次元へ広がる。
- 右脳2次元受動を徹底的に使うと、支援者を引き寄せる。
- 経営システムづくりを応援してくれる左脳3次元受動タイプの協力者・支援者が現れる。

④ **左脳3次元の脳の特徴を知って自分の脳の使い方を伸ばすとともに、そのタイプと知り合いになる（左脳3次元タイプの特徴）**

- なぜ？　どうして？　と常に根拠を理解しようとしている。
- 目標や目的が明確なので、結論から考え始める。

●自分の考えを左脳で言語化するので、曖昧、漠然ではなく、理路整然と話をする。
●事実を正確かつ、簡潔に伝える。
●理論、分析、統計データなど納得しやすい情報を収集する。
●説明するときは、曖昧ではなく数値化する。
●感情的な話や個人的な話題を仕事に持ち込まない。

⑤ **自問自答をする**

●自問自答を繰り返すことによって、左脳を使う訓練をする。
●自分自身の考え方や計画を文章化することで、自分自身と対峙することができる。
●その結果、自分自身を成長させ、周囲に役にたつ自分になることができる。

◆カウンセリングの結果

Aさんからのコメント

先日行われた研修会での出来事について（左脳3次元タイプの参加者の変化）

●いつもであれば自分の意見をどんどん言って周囲が黙ってしまう状況をつくっていた人

が、今回かなり我慢して（事前に周囲の人の意見を聞く立場でいようと話をしていた）自分の意見を言うときも、他の方に「今言っても大丈夫ですか？」とこっそり聞いてから発言をしていた。

● 人の意見を聞けるようになっていたと周囲からの報告。

以上の変化がとても嬉しかった。

右脳2次元受動タイプ改善のチェックポイント

2つの段階における自分の注意すべき点と周囲の対応について

脳の使い方を育てる段階で気をつけること

周囲 Ⓐ 右脳の使い方を伸ばす（右脳を得意にする）

A1 得意な点を理解し、認識させる。一生懸命な仕事ぶりに感謝を伝える

A2 「力になってほしい」と情に訴える

A3 話しかけるときは、まず「名前」を呼び掛ける。顔を見ながら話をする。相談に乗るように話を最後まで聞き、仕事以外のことも含めて話をし、人間関係を最優先につくる

Ⓑ 左脳の使い方を伸ばす（破たんを防ぐ）

B1 努力を認め、誠意で接し、適確な方向性を指示する

B2 左脳3次元タイプと組ませる。課題を与えて考えさせる

B3 単刀直入で味気ない理屈は避け、話には具体的なエピソードや感想を盛り込む

本人

Ⓒ 右脳の使い方を伸ばす（右脳を得意にする）

C1 相手中心を徹底する

C2 人任せにしない。自分で動いて汗をかく。24時間美しい生き方をすることを意識する

C3 講演や名言集で、人間学を学ぶ

C4　自分の価値を自分で認めることができないため、人の評価を意識し過ぎることに気づく。自分の発言に自信を持つ。自己重要感を持つ

D　左脳の使い方を伸ばす（破たんを防ぐ）
D1　現場で本質を考える
D2　欠点を指摘されたときに、よりよくなるための改善策と捉える
D3　自己犠牲は美徳ではないことを認識する。嫌なことは嫌と、自分の気持ちを正直に伝える

調子がいいときの注意

周囲

E　右脳の使い方を伸ばす（右脳を人の役にたつ高いレベルにする）
E1　支える役に徹しさせる

F　左脳の使い方を伸ばす（右脳をより強化する）

F1　主体性を持たせる

F2　自己弁護から嘘をつく、断れないことを周りは気づいておく。日和見的になっていることを指摘する。相手のために本心とは違うことを言うのは、相手のためにはならないことを明確に伝える

本人

G　右脳の使い方を伸ばす（右脳を人の役にたつ高いレベルにする）

G1　心配事を自分の中で膨らませないように気をつけるポジティブな言語化をする

G2　自他に対する美点凝視、感謝していることを表現し、質問力などのコミュニケーションスキルを磨く

H　左脳の使い方を伸ばす（右脳をより強化する）

H1　信用できる左脳3次元タイプを見つけ、徹底的に尽くして深い人間関係をつくり、アドバイスをもらう

H2　人に流されていないか注意する。風見鶏になっていないか注意する

【私の解析】

チェックポイントに関しては、

C1・C3・C4
E1
G1・G2
H1

などにあたるアドバイスをしています。

右脳2次元受動は、一番日本人らしい脳の使い方といってもいいでしょう。相手中心を徹底することで、左脳3次元も伸ばし、仕事でも成果をあげることができます。人間学でいうと、人徳で周囲の人から尊敬を集めることが、大きな仕事上の武器になります。左脳3次元タイプを含めて周囲の人を惚れさせれば、自然に人が動くようになります。

歴史的にいうと、右脳2次元受動タイプと思われる坂本竜馬が、左脳3次元能動と思われる勝海舟に師事して、本質を教えてもらった例があります。そのような脳の使い方をすれば、部下の気持ちを引き付ける組織のリーダーとして、いい仕事を残すことができるでしょう。

調子がいいときの脳タイプ別の警戒、安全のレベル

動物脳プラスが高いと、優位性が暴走する。

警戒レベル①　左脳2次元能動　周囲に対し過激な攻撃性やストーカー性が言語で出る

〃　右脳3次元能動　言動で周囲を巻き込みながら負のエネルギーをまき散らす

警戒レベル②　左脳3次元能動　批判的で偏ったプライドを持ちやすい

警戒レベル③　右脳2次元能動　嘘をつく

安全レベル

優……左脳3次元受動でストレス耐性が高い

⇓本質を極めている。

優……右脳2次元受動でストレス耐性が高い

⇓とことん人がいい。

良……左脳2次元受動でストレス耐性が高い

⇓本質に関して理解不足になりやすい。

良……右脳3次元受動でストレス耐性が高い
⇓自由過ぎて、自然界に溶け込んでいるため社会と断絶する特殊タイプになりやすい。

調子がいいときに、動物脳プラスが高いと暴走する脳タイプがあり、暴走して問題になりそうな脳タイプ（警戒レベルの項に記載。①、②、③の順に警戒レベルが高い。すべて能動タイプ）と、問題を起こさない脳タイプ（安全レベルの項に記載。優が一番安全。すべて受動タイプ）を分類しています。

問題となりそうなタイプに当たる人は、むしろ調子がいいときにこそ落とし穴があり、破たんすることが多々あります。調子のいいときこそ、周囲も自身も、破たんしないように、脳タイプ別に第2章に書いたことを常に気を付けることが、極めて大事になるでしょう。

本書と脳スタイルテストの結果をお持ちの方に、脳スタイルカウンセリングまたは、瞑想講座のどちらかをお1人様1回に限り、特別料金にて実施いたします（予約のみ対応）。

詳細とお申込みについてはホームページ（http://y.spoonsp.com）をご覧ください。

第3章

脳を使うためのまとめ

〈1〉自分の脳をできるだけ使えるようになるためのポイントとは

第1章で話した脳機能の法則性をいかに現実に活かすか、というのが私の長年追い求めてきたテーマです。そして、第2章にあるように、脳テストを使うことによって、カウンセリングの方向性が見えてくることがわかりました。

カウンセリングの実例からわかったことは、脳タイプ、特に左脳と右脳によってカウンセリングの方向性が全く違うということです。よく男と女は別の生き物、といわれますが、左脳タイプと右脳タイプの違いは、ある意味それとも似ています。

左脳タイプは、時間の流れを意識しながら、いかに時間の流れの中で進歩するかに快感があるようです。

一方、右脳タイプから見れば、せっかく生を受けたのになぜそんな苦しいことばかりやって現世を楽しもうとしないのか、まるで修行僧のように見えることでしょう。右脳タイプは、今の空間の中でいかに気持ちよく生きるかに快感があるようで、左脳タイプから見れば、なぜ将来のことをもっと考えないのか、「アリとキリギリス」のキリギリスのように見えることでしょう。

このように、脳タイプによって快感を感じるポイントが大きく違い、それが普段の言動や、それによる様々な結果に結び付く以上は、それを整理して有効なアプローチをするために、脳タイプ別のカウンセリングは極めて効果的であるということになります。

第2章のカウンセリングを整理してみると、各脳タイプに共通する点と違う点があることがわかります。

共通する点は、受動能動と動物脳人間脳に関する点です。

受動能動に関しては、周囲の人の脳タイプを知ることで、対応しやすくなることがあげられます。特に、右脳3次元と左脳2次元の能動タイプは、周囲の人とうまくいかないことが多々あり、脳タイプ別の対応策を頭に入れることにより、人間関係を改善させることに役だつでしょう。

動物脳人間脳に関しては、特に動物脳マイナスが高いことが問題となります。また、能動タイプで動物脳プラスが高い場合も暴走することがあります。それらを含めて、動物脳をコントロールして人間脳を働かせることが、脳が有効に働く大前提になります。そのための手段として、瞑想は有効です。

瞑想は、目をつぶって息を吐くだけの極めて単純なものですが、動物脳をコントロールする自我の領域の血流を上げることが、脳科学的にも証明されています。このような簡単な方法であれば、わざわざ禅寺に行かなくても、忙しい現代人は電車の中でもできます。それを習慣化することで、血流が増えた自我の領域の脳細胞が大きくなり、働きがよくなります。その結果、自然に動物脳がコントロールできるようになります。

カウンセリングを受けるクライアントは、当然のことですが、何らかのストレスを抱えています。第2章に述べたとおり、カウンセリングで自分の脳タイプを知り、改善するように努力をすれば、ストレスを受ける前よりも、よりよく脳を使えるようになっていることがわかります。

逆にいうと、ストレスがないと、人間は自分の脳の使い方を変えようとしないということになります。脳が進歩していない状態で強いストレスを受けることが、人生につまずく大きな原因となります。そして、人生に突然大きなストレスが襲いかかってくることを、誰も逃れることはできないのです。

もし、そのときが、自分の得意な脳の使い方に自信がない段階で来ると、つぶされる危険がでてきます。左脳タイプが、知性や合理性の面で周囲に一目置かれるくらいレベルが上がらないうちに、人間関係につまずくと、自信を喪失することにもつながりかねません。また、右脳タイプが、人間関係や運動能力で周囲に一目置かれるくらいレベルが上がらないうちに、考えが浅いことをつかれると、やはり自信を喪失してしまうでしょう。大きなストレスでつぶされないようにするには、前章までに述べたとおり、自分の考え方を変えるだけではなくて、周囲の協力も大事になります。

自信をつけた後にも、問題が発生することが多々あります。特に能動タイプに多いのですが、自分の得意な脳の使い方を極端に推し進めた結果、周囲と摩擦を生じたり、だまされたりして、社会の中での自立が困難になることがしばしばあるのです。年をとってからつまずくと、若いときと違って、挽回が困難になります。そのためには、中高年になり調子がよくなってきたときにこそ、慎重にものごとを運ぶことが大切です。

日露戦争の日本海海戦で、世界の戦史上一番ともいえる完勝をおさめた日本の連合艦隊が解散したとき、訓示の最後に、
「神は平素ひたすら鍛錬に努め、戦う前に既に戦勝を約束された者に勝利の栄冠を授けると同時に、一勝に満足し太平に安閑としている者からは、ただちにその栄冠を取り上げてしまうであろう。昔のことわざにも教えている、『勝ってかぶとの緒を締めよ』と」

というくだりがあります。

これが、調子がいいときにどのようにふるまうかに対する極めて適切な助言であり、それを忘れたのがその後の日本軍で、この辞を書いた秋山真之が予言したとおり、ただちにその栄冠を取り上げられました。

第2章においては、自分の脳タイプを知り、自分がこれから得意を伸ばさなければならないのか、ある程度得意なことが社会で通用して調子がいいのかを自分で判断し、さらに自分の脳を改善するためのチェックポイントをみて実行すれば、大きな無駄をすることなく、脳の使い方が進歩できるようになっています。平素から鍛錬に努めることで、大きなストレスにも打ち勝つことのできる脳になるはずです。

日露戦争において、やはり大事な教訓があります。

日本海海戦で、第一艦隊の敵状を誤認した行動によって、危うくロシア艦隊を取り逃がす場面がありました。そのとき、第二艦隊の参謀だった佐藤鉄太郎が、無法に近いとっさの積極行動で救ったのです。その行動の大元になったのは、彼の師匠である心形刀流の宗家師範の伊庭宗太郎が彼に教えた極意「万策尽きて窮地に追いこまれたときは、瞬時に積極的な行動に出よ、無茶でもいいから捨て身の行動に出ろ」でした。

強いストレスに対して、人間はどうしても逃げたくなります。しかし、その逃げたい気持ちに負けると、窮地を脱することは絶対にありえません。人間の脳には170億個の神経細胞があり、それらが軸索や樹状突起を介して、無数の組み合わせの神経回路をつくるポテンシャルがあるのです。いってみれば、現世に起きるくらいの難題であれば、どんなものでも解決できるくらいの回路をつくることは可能なのです。

追い込まれた人間ほど、脳を必死で使います。強いストレスに対する怒りのエネルギーを使って、人間脳がクールであると同時に動物脳を熱く働かせて戦うことが、問題の解決につながります。私の経験でも、本当にストレスがたまったときは、空手のような、油断するとケガするようなことをするほうが、ストレスを乗り越える活力が出るように感じます。とことん戦うと腹をくくったほうが、脳は覚醒するのでしょう。

〈2〉歴史から学ぶ：優れた人の生き方、考え方から学ぶ

前項では、現代に生きる我々の脳の使い方をどう改善するかということを、第2章の、脳テストを基にしたカウンセリングからまとめてみました。その現代の日本人の脳の使い方は、過去の歴史の積み重ねから成り立っています。そういう意味で歴史を知り、歴史上の人物の脳タイプを勉強することは、自分の脳を多面的にみて改善するのに役だつはずです。以下それに関して3つ例をあげます。

前章で、左脳3次元はとことん使うと右脳2次元にいく、右脳2次元はとことん使うと左脳3次元にいく、ということを述べました。それに関しては、歴史上の人物をみると、それにまさしく当てはまる例があります。

吉田松陰は、もともと左脳3次元タイプであると考えます。

彼は、幼いころから、叔父の玉木文之進のスパルタ式英才教育を受けて、山鹿流兵学教授として天才的に学問ができ、9歳のときには長州藩主毛利敬親の前で、講義を行うほどでした。その後、左脳3次元的で本質がわかる彼は、日本が西洋の植民地となるのではないかという危機感を

誰よりも強く持ち、脱藩や外国への渡航を試みて、投獄、蟄居を、斬首されるまで繰り返しました。彼が蟄居中に近所の若者を教えた松下村塾は、明治維新の礎を築いた多くの英才を育てたことで有名です。なぜ彼が塾生にそれほど影響力を与えたかというと、おそらく彼の右脳2次元的な面、つまり一人の塾生も切り捨てたりはしなかったためではないか、と考えられます。彼は、志という左脳3次元的で本質的なことを成し遂げるためには、右脳2次元的な、志を同じにする人々の強い絆の集団をつくることが肝要であることを知っていました。

坂本竜馬は、吉田松陰とは逆に右脳タイプで、幼いころから勉強はできず、少年期からめきめきと剣の腕を上げ、江戸の千葉道場で鍛えて剣では誰にも負けないくらいになりました。また、彼は可愛げがあり、勝海舟を含めて人の心をつかむ能力が高く、剣が強くても生涯一人も切り殺さず、右脳2次元、つまり人に対するやさしさが優れていたようにみえます。また、人の話から本質をつかむ力にも長けていました。勝海舟を仲間と斬りに行ったにもかかわらず、彼の話に感心して、弟子入りをその場で願いました。そのように現場で本質をつかむ能力は極めて高かった、つまり左脳3次元も優れていました。右脳2次元の彼のやさしさを突き詰めると、日本を救おうという本質、つまり左脳3次元にいくことのひとつの例になります。

歴史上の優れた人から発せられた言葉も、脳についての様々な教訓を与えてくれます。浄土真宗の教祖である親鸞の「歎異抄」に有名な言葉があります。

「善人なおもって往生を遂ぐ、いわんや悪人をや」

（善人でさえ、浄土へ生まれることができるのだから、まして悪人は、なおさら往生できる）

すぐには理解しづらい逆説的な話で、戦後GHQがこの言葉について司馬遼太郎に説明を求めたというエピソードも残されています。他力本願など宗教的な解釈はいろいろあるかと思いますが、ここでは、脳から見て、この言葉の表す「善人は悪人より劣る」の解釈を考えてみました。

たとえば、先ほど述べた吉田松陰や坂本龍馬は、間違いなく善人の最たるものといっていいでしょう。また、自分の嗜好や利益のために罪のない人を殺すような犯罪者やテロリストは、悪人の最たるものであることは論を待ちません。善人が悪人より劣る、という論旨は、これらの誰が見ても明らかな善人、悪人には、あてはまりません。

この言葉があてはまるのは、その間にあるグレーゾーンの人たちといっていいでしょう。私も含めて大半の人は、ここに入ります。その中で、悪人より劣っている善人は、動物脳タイプの善人になります。それには2種類あります。

まず、右脳型で動物脳タイプの善人は、いい人を演じることで、何とか生き残ろうとする人です。あまり周囲には悪い影響を与えないようにみえますが、リスクを冒してまで正義をなそうという気概は当然なく、このような人が増えることで、組織の力がどんどん削がれていきます。本人もストレスに弱く、そのため晩年には病気などで若い人に迷惑をかけるようになり、次世代の力を削ぐタイプになります。最近の日本は、一見善人にみせて実は自分の保身を図っている人が増えているようにみえます。

もうひとつは、左脳型で動物脳タイプの善人になります。自分が信じている主義や宗教が善であり、それ以外は悪であるという考え方をしやすく、今世界的に問題となっている様々な地域の紛争は、この脳の使い方が引き起こしているといっても過言ではありません。憎しみがベースになっているため、もっとも人を殺す傾向の高い脳タイプともいえます。

「善人が悪人より劣る」の意味は、すべての人間は動物脳を使っている以上、皆悪人といってもよく、それを自覚して努力したり、周囲の人を大切にしたりするのではなく、善人を演じたり自分が善人であると信じ込むため、周囲や次の世代に、悪人よりも悪い影響を与えていることなのです。そのような善人ほど、脳から見て始末に負えないものはないでしょう。

脳の使い方こそが、歴史の様々な出来事に大きな影響を与えていると私は考えていますが、戦時と平和時では、その結果が大きく違うと思われます。

第一次世界大戦後、ドイツ陸軍の参謀総長や陸軍総司令官を務めたハンス・フォン・ゼークトという人物がいます。彼は、壊滅状態だったドイツ陸軍を立て直し、部下を適材適所に配置するために以下の分類をしていました。

有能な怠け者　↓　司令官
有能な働き者　↓　参謀
無能な怠け者　↓　連絡将校か下級兵士
無能な働き者　↓　すぐに銃殺刑

彼の分類はどの脳タイプにあたり、どういう理由なのか考えてみました。

「有能な怠け者」は、私の考察では左脳3次元タイプです。有能で、本質がみえるために判断に優れており、他人に任せることができる（ここでは怠け者という表現を使っていますが）ので、司令官として最適である。

「有能な働き者」は、左脳2次元タイプ。狭い局面での判断力はあっても、細かすぎて他人に任せきることができない、つまり自分で働かざるを得ないため、参謀として詳細な作戦を考えるような立場が最適である。

「無能な怠け者」は、右脳2次元。判断力が悪く、自ら積極的に動こうともしないので、命ぜられたことをそのまま遂行する連絡将校か下級兵士に適任である。
「無能な働き者」は、右脳3次元に当たり、判断力が悪いのに勝手にどんどん動くため、戦場では突然思いついて勝手な行動に出て敗因をつくるような大きな迷惑をかけるため、銃殺刑に処す。

なかなか手厳しい表現ですが、戦争は、攻撃に強い左脳タイプでないと勝てないので、私のようにに手術という戦いをしている人間にとっては、経験上も適切な分類のように感じています。

しかし、平和時は話が逆になり、まず右脳的な人間関係が重要になります。戦争において重要な左脳は、平和においては、むしろ人間関係の足を引っ張ることになりかねません。日本は、世界の中でも平和が長く続いた国のひとつです。我々が行っている脳テストで、日本人は右脳タイプが多いという結果が出たことでわかります。

このように、置かれた状況、つまり戦いが必要なのか平和が必要なのかによって、どちらの脳を主体に使うかを考えることが肝要でしょう。職種によっても、戦いと平和どちらが必要かという観点でみれば、向き不向きがみえてきます。たとえば脳外科手術は病気との戦いなので、経験上、左脳を主体に使うほうがいい結果に結びつくように感じます。右脳タイプは、人当たりはいいのですが手術のトラブルが多い、という印象があります。一方、カウンセラーは、人と人との関係をよくする平和志向の職業といえます。そのため、右脳タイプの方が人を治す力があるようにみえます。

第1章で、脳をよりよく発達させるには、若いうちに極端に厳しい環境（たとえば戦争や貧乏）と、極端に温かい平和な環境（たとえば愛情に満ちた家庭）の両方を経験した方がいい、と言いました。私の仮説ですが、それは神経伝達物質から説明ができます。神経伝達物質とは、脳の神経細胞がつくり出す化学物質で現在60種類以上が確認されており、その中でノルアドレナリン、ドーパミン、セロトニンは脳に様々な影響を及ぼす重要な物質になります。

神経伝達物質は、神経細胞を「興奮させる」ものと「抑制する」ものに大きく分けることができます。興奮作用があるのは、ノルアドレナリンとドーパミンです。

ノルアドレナリンは「危機に対する緊張感」を高めるため戦時に働き、ドーパミンは「快楽」や「意欲」を引き起こし平和時に働きます。

抑制作用があるのはセロトニンです。ノルアドレナリンやドーパミンの働きをコントロールし、精神を安定させます。ノルアドレナリンやドーパミンは適量であれば脳が働きますが、長期間過剰に出ると、脳の働きを阻害します。両者が過剰に出ることを防ぎ、脳がしっかり働くようにしているのがセロトニンなのです。

若いころに極端な戦時と平和時を経験した方がいいというのは、極端な二つの環境によって興奮物質が過剰に出やすい状況を脳内につくるので、それらが過剰に出たときの副作用を防ぐために、セロトニンがしっかり働かざるを得ず、結果、どんな状況でも脳全体が働くような脳の使い方を若いうちからできるようになる、ということだと考えます。そうすれば、年を重ねてから強いストレスをうけて興奮物質が過剰に出ても、セロトニンがそれをコントロールして脳がしっかりと働くことになります。若いうちにそれができないと、年をとって大きなストレスを受けたときに、ノルアドレナリンとドーパミンの過剰な反応をセロトニンがコントロールすることが困難になり、病気を含めた様々なトラブルを引き起こすことになりかねません。

「かわいい子には旅をさせよ」は、まさしくそれを表したことわざなのです。

〈3〉 歴史から学ぶ：動物脳主体の人を動かすにはどうするか

仕事において、多くの場面で問題となるのは、動物脳タイプに対してどう対応するかということです。特に、動物脳主体のまま年をとり、エネルギーの減ってくる40、50歳になり、ますます自分のことしか考えない人たちをどう動かすかは、残念ながら現実によく遭遇する難しい問題です。

人間学のような生き方を教えられなかった戦後育ちの人たちは、自分で積極的に生き方を勉強しなければ、どうしても動物脳タイプになりやすい面があります。厳しい言い方をすれば、このような動物脳タイプは、周囲や次世代が脳を使うことを妨げています。彼らを動かして結果的に少しでも世の中の役にたつようにすることは、次世代への責務であるといっても過言ではないでしょう。

戦国時代や幕末のような激動の時代は、動物脳タイプをどう動かすかが、自分や組織にとって死活問題になっていました。動物脳タイプの動かし方を歴史から学ぶことは、歴史を現実に役だてるためのひとつの重要なテーマになります。以下、歴史上のできごとを例にあげながら、そのやり方を解析しました。

まず左脳3次元で動物脳タイプに対してです。

ひとことでいえば、自分の保身のための、悪智恵の働く人といってもいいでしょう。彼らには、誠意がまず通用しません。一見正しくみえる論理で、彼らの得になるように結論を出すのが極めて上手な人たちだからです。やり方としては、彼らが論理に対して反応するところを狙い目にします。彼らには、理屈を駆使して自分が勝てるところに誘い込んで、乗ってきたところに、彼らの想像を超えた力で、一気に自分の思う方向に力で持っていくのです。

たとえば、幕末に坂本龍馬の関わったイロハ丸事件がそれにあたります。坂本龍馬の率いる海援隊が、イロハ丸で初航海をしたとき、幕府の親藩である紀州藩の明光丸とぶつかりました。ぶつかった責任は紀州藩側にありましたが、海援隊は脱藩浪士の集まりであり、力関係からいって賠償金をとれる状況ではありませんでした。海援隊にとっては絶体絶命の談判において、坂本龍馬は、日本人がこれから守るべき「万国公法」という法律を持ち出し、相手が同意をせざるを得ないような論理を駆使しました。そして、万国法で決着を付ける同意を得たそのときに、紀州藩側が想像だにしなかった英国海軍の艦長を登場させ、公平な目で裁定を仰ぎました。紀州藩側のトップが、狡猾だが論理にのってくる人間だと見極めたうえで、自分たちが勝てる場へ相手をうまく誘導していき、力で一気に決着をつけた巧みなやり方でした。

戦国時代の有力な武将の戦い方にも、同様の発想があります。たとえば、上杉謙信と川中島で戦ったときの武田信玄の啄木鳥戦法（※註1）や、島津義弘の釣り野伏戦法（※註2）も、基本的な発想は、相手を様々な方法で動かし、自分の確実に勝てるところに誘い込み、敵がパニックになったところで壊滅させるというやり方です。現代に十分応用のきく戦術になります。

（※註1）機動力のある精鋭部隊を敵陣に迂回進軍させ、敵がそれに気を取られて飛び出してきたときに、待ち構えた本軍が一気に攻略する戦法

（※註2）茂みの中に多数の伏兵を隠して置き、先攻部隊がひと当たり敵に当たって故意に退却し、敵を伏兵の隠してあるエリアまでおびき寄せて、一斉に包囲して殲滅させる戦法

続いて左脳2次元で動物脳タイプに対してです。

自分の得になるような一見正しい理屈を用いて、徹底的に相手の非をついて攻撃する人たちです。攻撃しているうちにますます勢いを増し、攻撃のための攻撃になる、という特徴があります。左脳の扁桃体が過剰に活性化している状態だと思われ、境界型人格障害やストーカーなどはそれにあたります。それに対処するのに、理屈や誠意は全く通用しません。一度相手の攻撃性に火が

つくと、理屈で説得しようとしたり誠意をみせても、わずかな非をついて攻撃性が増すのが特徴です。

攻撃の勢いを削ぐには、のれんに腕押しで、相手がくたびれるまでのらりくらりとかわし続けるのが一つのやり方です。もしくは、相手の勢いが出ないうちに、議論もせず、いざというときに自分たちが実力行使可能な、相手の理屈の先を行った力の背景がある結論を単刀直入に伝え、戦意と勢いを一気にくじくのも効果的です。

例えば、医療においては最近モンスターペイシャントが増えています。彼らは医療機関のちょっとしたミスをついて、理屈を駆使して非難し、利益を得ようとします。こういう患者の脅しに対して、医療機関は保身に走り、泣き寝入りすることも多々あります。彼らを理屈や誠意で説得しようとしても、ますます弱い点をついてきて、どんどん攻撃力が増してきます。勢いを削ぐには、「裁判に訴えても絶対勝てませんよ」等、相手の出鼻をくじく結論と、相手に弱みがあればそれを最初から最大限利用し、相手の理屈は相手にせずに、これ以上問題を起こすようであれば、こちらも警察に介入してもらったり、逆に弱みに関して裁判で訴える可能性もあるというようなことをちらつかせ、一気に結論を申しわたして、そのあとは相手にしないことです。テロリストと同じで、話し合いをして理屈や誠意で対応すると調子にのってくる人たちです。最初にこちらの力が上であることを明確に示し、もし攻撃をすると自分の身が危ういかもしれないという恐怖心を持たせることがポイントになります。

戦国時代における織田信長の徹底的な正攻法や豊臣秀吉の干し殺しは、これらの人たちに対処するのに参考になります。

織田信長は、最初の戦いである桶狭間の戦い以外は、決して博打のような戦いをしませんでした。敵より必ず多くの軍勢を集め、正攻法で敵の主力を二度と立ち上がれないように殲滅することが常でした。つまり、敵が勢いの出る前に徹底的に挫き、戦意を失わせるやり方でないと、宗教をベースにしている比叡山の僧侶や石山本願寺の門徒ら原理主義者との戦いでは、敵を制圧できないことを彼は知っていました。しかし、勢いのついた原理主義者たちと正面切って戦えば、疲れを知らぬ強い攻撃性があるので、味方の大きな被害につながりかねません。

そうなると、豊臣秀吉の行った兵糧攻めのように、相手の補給を断って戦わずに力を削ぐやり方が効果的でしょう。時間はかかりますが、相手の持つ攻撃性をかわし、相手の基盤を次第に弱らせることが、被害を最小限にして勝つ一番賢明なやり方だと思われます。残念ながら、今中東で起こっている問題は、米国が、敵の勢いの出る前に制圧しなかったことが、被害を大きくしたように思われます。

右脳3次元で動物脳タイプは、自分の保身のために、空気を読んで強い人を見つけてはその人につき、結果、集団の和を壊したり、勝手な行動で集団に迷惑をかける人たちです。

このタイプは、空間の秩序、つまり人間の上下関係に敏感なので、権威を借りて相手を威圧し、相手を自由にさせずに追い込んで、コントロールすることが効果的なやり方になります。

戊辰戦争のときの錦の御旗はその例になります。錦の御旗は、官軍が偽勅でつくったことになっていますが、当時の日本人にとっては、天皇がどちらの組織を味方だと思っているのかが大いに戦意と関係するので、空気を読んで勝ち馬に乗りたがる、権威に敏感な動物脳タイプは、なだれをうって官軍につき、勝負を決しました。水戸黄門のドラマも、印籠をだして高貴な身分であると見せるだけで、悪人たちは驚いて平身低頭するような場面が定番となっています。権威に弱い、右脳的な日本人を動かす一つの効果的なやり方になります。権威を味方につけて、「場を支配するのはあなたたちではなくて私たちである」と知らしめることが、このタイプをコントロールするのに効果的なやり方になるでしょう。

戦国時代であれば、関ヶ原前夜に徳川家康が、裏切って自分の味方につけば恩賞を約束する手紙を、敵方の武将に乱発したやり方があげられます。徳川家康は、当時一番戦上手な武将であるとみなされており、動物脳タイプは、裏切らないまでも戦いのときに積極的に動かなかった武将も実際にいました。徳川家康という、当時一番力のある人を敵が怖れていることを利用した、心理作戦といっていいでしょう。

右脳２次元で動物脳タイプは、親分子分の関係、つまり理屈ではなく自分の好き嫌いで親分のために動いたり、子分を動かしたりする人たちです。このタイプは、理屈が通らず議論ができないため、組織の力を著しく削ぎ、不正の温床になりやすい傾向があります。

彼らを動かすためには、その親分子分の集団の構成員を、利益や恐怖をもって動かし、親分と子分の不信感を煽り、分裂させることが効果的なやり方です。すると、集団の結束がゆらぎ、子分から漏れ出た情報で親分の不正が表に出てくるようになると、集団は崩壊します。

企業の不祥事も、右脳２次元で動物脳タイプの親分子分の関係がベースにあります。親分が、自分の利益をあげるためや保身のために、ひそかに不正に手を染め、その子分が共犯になることによって、子分も出世していく構図があります。不正が表沙汰になると、一気に組織が崩壊することにつながりかねません。

ホンダをつくった本田宗一郎は、親分子分の関係を一番嫌っていました。親分子分の関係は、内在的に不正に手を染めてもたれあうような危険をはらんでおり、動物脳タイプであれば、即座にその関係を壊すことが、組織のためになります。
戦国時代でいうと、真田幸村の影武者攪乱戦法がそれにあたります。忍者を敵に紛れさせ、味方の裏切りがあるといった情報を流し、敵を混乱させるやり方です。親分は感情で動くので、子分が敵か味方かわからず疑心暗鬼なるような情報を流すことで、親分が子分を手打ちにしたり、それを怖れて子分が反乱を起こすなど、集団の結束力が乱れ、弱ったところを攻めて壊滅させるやり方のことです。

以上、４つの動物脳タイプに対して、どう対処するか歴史的な例をあげました。これらの原則は、それぞれの脳タイプの得意な点に合わせて対処すること、強いストレスを与えると動物脳がゆえに強い反応を起こしうるので、それをできるだけ起こさないように、周到に準備をして誘導し、一気に決着をつけることが鍵となります。まるで映画のようですが、往々にして現実世界でも遭遇する話です。その対処のノウハウを蓄積し現実において実行することは、自分の志を成し遂げ、彼らも利用して、次の世代に道を開くことにつなげるために避けては通れない、脳の戦略的な使い方となります。

〈4〉脳を使うことのゴールは

どうすれば、今よりさらに脳を使えるようになるかについて、この本で述べてきました。それが、人生を幸せに生きることにつながると考えます。では、脳をどんどん使えるようになった先のゴールには何があるのでしょうか。私は、自分が自分の人生の主体になることであると考えています。

右脳2次元タイプを例にあげます。相手を常に主体に考えるこのタイプは、一見、4つの脳タイプの中で、一番自分が人生の主体になりにくいようにみえます。しかし、レベルの高い右脳2次元タイプは、人間関係において徐々に自分が主体になっていきます。

これは、かつての日本女性が得意にしてきた生き方といってもいいでしょう。彼女らは、自分の接する周囲の人に、全力を挙げて、本当の意味で役にたとうとしました。一見周りに振り回されているようにみえますが、本当の意味で相手の役にたつことで、次第に相手が彼女らの言うことを取り入れるようになります。たとえ厳しいアドバイスでも相手のためを思って言っていることがわかるからです。相手は、彼女らが喜ぶ顔をみたいと、頑張るようにもなります。彼女らも、相手の役にたつと喜びが伴うので、ますます右脳2次元を使って役にたとうと行動できるようになります。つまり、右脳2次元を高いレベルで使えるようになると、相手が主体なのに結果的に自分が主体的になっていくのです。相手を動かす一番有効な脳の使い方といっていいでしょう。他の脳タイプも同様です。使い方のレベルを上げ、人の役にたてばたつほど、自分が人生の主役になっていきます。左脳3次元なら本質を教えることで、左脳2次元なら精密な技術で、右脳3次元なら行動力や人脈で、人の役にたつことができます。

周りの人に役だつようになるには、受動的な脳がより大事になります。周囲の人、状況をレベルの高い受動で捉えることで、はじめて役だつことがみえてきます。

このように、自分の脳を使い切ることを第一義に考え、周囲の人の役にたつことで、右顧左眄したり迷うことなく、人生の主体になっていけます。そうすれば、迷いがなくなるとともに、人生で目指すものが周囲だけでなく、次の世代にも伝わっていきます。そこまでいくと、自分の生き方が自分の死後も伝わっていくことになります。

では、自分の人生で目指すものを、どのようにして見出せばいいのでしょうか。私は、そこには自分の国の歴史、風土が大きく関わってくると考えています。日本は、世界の文明の中でも似ているものが他にはないといわれていますが、その理由は、日本が、豊かな自然を持ちかつ災害が多い島国であることが関係しています。極端にいえば自然の中に、戦争と平和の循環があると言っていいでしょう。そのため、日本人は自然の一員として、自然の法則に沿って生きていく気風が、他に比べてより濃い民族なのです。その中から派生した武士道は、砂漠から発生した一神教とは全く違います。

一神教が、「天国に行く」という、非現実的なものをゴールにしているのと違い、武士道はあくまで現実に立脚しています。日本の現実、つまり日本の自然には春夏秋冬があり、冬になって多くの生物が死んでも、春には次の世代が芽吹き、季節の移り変わりの中で命をつないでいます。当然砂漠にはそういう感覚はありません。

人も同じで、かつての日本人は、先祖のおかげで今私がいるという気持ちが強く、先祖を敬い、たとえ自分が死んでも子孫に命をつないでいっている、という安心感がありました。生死の循環という自然の現実が、日本人が生きていく主体であり、現に武士道は魂を次の世代につなぐことが考え方の大きな柱になっています。

魂をつなぐために、自分が人生を生きていく上で、人や社会の役にたつためにどう自分を向上させるか、という現実に立脚した視点が重要になります。人に尊敬されるような立派な人間にならないと、魂をつなぐことはできません。日本人が人生で目指す方向は、属する集団、さらに日本全体の中で、自分が与えられた役割が何なのか、に基づいて決めることになります。自分の与えられた役割とは、天命といってもいいし、志といってもいいでしょう。そこに向かって脳をどんどん使い、たとえ道半ばで倒れても、その脳の使い方を次の世代に受け継いでもらう、それが魂をつないでいく日本人らしい生き方、ということになります。幕末の志士たちは、まさしくそのような人たちでした。

まとめますと、人生の主体となるには、以下の3つのものの方向性が一致する、つまり太字部分が三位一体になることが大事なポイントです。

- 人を含めた自然の構成員として、全体の中で役割を果たし、公の役にたつようにする。
  そのために自分の天命を知り、志を持つ。その天命、志に向かって、脳をどんどん使っていく。
- 脳の使い方の得意・不得意を知り、自分の脳がどんどん使える方向にいく。そのために、脳テストをしてこの本のように述べたことに留意することが役だつ。
- 周囲の人の脳の使い方を知り、周囲の人がどんどん脳を使えるようになるのを助ける。
  そのためには、拙著「相性は脳で決まる」で相性の現実を知り、この本に述べたチェックポイントで、周囲の人が何に気をつけるか、という項目が役だつ。

前記の３つの項目をすべてが一致する仕事のやり方、脳の使い方をぶれずに行えば、長い目でみて、必ず脳がどんどん使えるいい方向にいくはずです。今のやり方が三位一体になっているかをつねに自分に問うことが肝要です。

ただし、３項目は周囲の人への対応が一番困難な面があります。つまり、周囲の人の脳の使い方は２種類あり、それを助けるために対応を変える必要があるでしょう。もし人間脳タイプであれば、もちろんどんどん脳が使えるように助けることが大事です。しかし、もし動物脳タイプであれば、若ければ厳しさと優しさで教育して、人間脳タイプに変えていくし、年齢が40、50歳を過ぎ変わりそうもなければ、できるだけ関わらないようにする。もし、目の前に立ちふさがり邪魔をするようであれば、前項のように少しでも人の役にたつようにコントロールする、というのが現実的な対応になります。

そのように消耗することを極力しないために、志が同じである人たちと集団をつくることで、前記の三位一体の脳の使い方が容易にできるようになるでしょう。

「随所に主となれば立処みな真なり」という臨済宗の言葉があります。どこへ行っても主になって、主体性を失わなければ、その人の行動には間違いはない、という意味です。ただし、その心境に至るのは、決して簡単ではありません。様々な周囲の人たち、様々な状況の中で、自分の主体性を確立する必要があるからです。そのためには、上記の三位一体の脳を確立することが、王道となるでしょう。そうすれば、どういう人たちが周りにいるか、どういう状況にあるかは関係なくなり、脳を融通無碍に使えるようになっていきます。

仕事は、1／3は自分の行きたくないところに行かされるとよくいわれます。行きたくない場所で努力して、そこで主体になれば、脳がレベルアップして、チャンスを与えられたときにそれを有効に活かせるでしょう。どんな場所、状況にあっても、なげやりになったり、反対に傲慢になったりしてはいけない、いつも一所懸命に脳を使いなさい、ということです。

前述した吉田松陰も坂本竜馬も、どんな状況においても見事に三位一体に脳を使っていました。その結果、吉田松陰は、牢獄でも、蟄居中の松下村塾においても、多くの人の心を動かし、明治維新の原動力となる人たちを育てました。坂本竜馬は、藩の後ろ盾がない脱藩浪士でありながら、海援隊をつくり、薩長同盟を取り持ち、明治維新に至る道を切り開きました。三位一体の脳が時代を変えていったのです。

自分の脳をどんどん使えるようになり、人生の主体になるには、大事なことがもうひとつあります。

それは、自分を含めた人間の弱さを知り、弱さを克服するために脳を使うことに必死になることです。

「人間は考える葦である」というパスカルの言葉があります。自然の中では、人間は葦のようなちっぽけな存在です。しかし、それを痛切に知っているからこそ、脳を必死で使い、考えることで、万物の霊長になったのです。脳を必死で使い、脳の使い方を向上させることが、人を人たらしめ幸せに至る唯一の道ではないでしょうか。

あとがき

この本は、『どんどん脳を使う』『相性は脳で決まる』に次ぐ3部作目として、「脳を使って幸せになるためにどうすればいいか」をテーマに、脳に関する理論的な面と、それを基にしたカウンセリングの実践的な面に焦点をあてて書きました。

今、日本の内外で起こっている事件をみると、人間の脳の使い方は進歩していないのではないか、というよりむしろ後退しているのではないか、と感じることがしばしばあります。その原因は、恐らく左脳が進歩しすぎてバランスをくずし、その結果、家庭を含めた地域社会や社会全体のつながりが薄れたことがあげられるのではないでしょうか。つながりから落ちこぼれた人たちが、憎しみを連鎖させていくような殺伐とした社会に、日本のみならず世界もなりつつあるようにみえます。

今後、社会全体をいい方向にもっていくにはどのようにすればいいのでしょうか。

私は、できるだけ多くの人が脳の使い方とその陥りやすい問題点、それを改善する方法を知ることが大事であると思います。それが、社会の安定と進歩につながるでしょう。

以上の3部作では、脳科学や私の臨床、人生経験、人間学を基にした、信ぴょう性の高い脳の使い方に関する仮説を書きました。
そして、その仮説を基につくった脳テストを使ってカウンセリングを行った結果、本書で述べたように、多くの人が幸せになったり、仕事で結果を出せるようになりました。臨床医である私の最大の目的は、患者さんがよくなることです。3部作で書いた脳の使い方の仮説が、少しずつ社会に役だっている実感を最近持っており、関係者の皆様に感謝するとともに、今後ますます多くの人に知って実行してほしい、と考えています。そのためには、脳テストを基にしたカウンセリングを受けるのが一番いいのですが、すべての人がそうするのは現実的に難しいので、本書を読んで、脳テストを受けることで、自分がどの方向に行けばいいのかが明確にわかるようにしています。

最後の章で、自分の志と、自分だけでなく周囲の人の脳の使い方をレベルアップすることの三位一体ができれば、人生の主体となり、幸せになるのではないか、と結論づけました。これは、近江商人のモットーである「自分よし、相手よし、世間よし」に似ています。近江商人は、自分の得になること、相手の得になること、世間にプラスになること、を一致させれば商売がうまくいく、ということを知っていました。

人生で一番得になることが何かといえば、自分の脳がどんどん使えるようになることです。前記の三位一体の話は、自分、相手、世間の人たちが脳をどんどん使えるようになれば、これほど自分の得になることはない、そのような生き方、仕事の仕方をすれば何も迷うことはないということになります。そのためには、脳テストで自分と他人の脳タイプについて知ることが必要です。本書は、そのための大きな助けになると自負しております。

今後、脳テストとそれに基づいた脳の改善法をさらに多くの人々に経験していただき、そこから我々が学び続けることで、さらに精度の高い改善法が見えてくるでしょう。その結果どうなったかの貴重なご意見をできるだけ多くの人からいただいて、どんどんやり方を進歩させていきたいと考えています。

この本をきっかけに、仕事や家庭で悩む人に光が見え、少しでもいい方向に向かっていくことを祈ってやみません。

篠浦伸禎《しのうら のぶさだ》

1958年生まれ。東京大学医学部卒業後、富士脳障害研究所、東京大学医学部附属病院、茨城県立中央病院、都立荏原病院、国立国際医療センターなどで脳外科手術を行う。

1992年東京大学医学部の医学博士を取得。シンシナティ大学分子生物学部に留学。帰国後、国立国際医療センターなどに脳神経外科医として勤務。

2000年より都立駒込病院脳神経外科医長、2009年より同部長として勤務。脳の覚醒下手術ではトップクラスの実績。

主な著書に、『臨床脳外科医が語る 人生に勝つ脳』（技術評論社)、『脳にいい5つの習慣』（マキノ出版)、『脳神経外科医が実践するボケない生き方』（ディスカヴァー・トゥエンティワン)、『どんどん脳を使う』『相性は脳で決まる』（エイチエス）他がある。

本田ゆみ《ほんだ ゆみ》

心理専門士。脳スタイルカウンセラー。瞑想家。表参道セフィラ主宰。長年自閉症児童の療育に携わる。現在は脳スタイルカウンセラーの第一人者として、個人相談、経営者相談、企業人事や研修など12000件以上の実績をもつ。

篠浦伸禎医師と連携し、うつ病、パニック障害、統合失調症などの減薬プログラムにおいて成果をあげている。

著書『脳を鋭くする考えないトレーニング』（マキノ出版）

個人様向 HP　http://y.spoonsp.com
法人様向 HP　http://spoonsp.com

【人生の主役になる脳の使い方

左脳・右脳×2次元・3次元　脳の使い方を知り改善して人生の主役になる方法】

初　刷 ——— 二〇一五年一〇月二十三日
著　者 ——— 篠浦伸禎
本田ゆみ
発行者 ——— 斉藤隆幸
発行所 ——— エイチエス株式会社
064-0822
札幌市中央区北2条西20丁目1-12 佐々木ビル
phone : 011.792.7130　fax : 011.613.3700
e-mail : info@hs-prj.jp　URL : www.hs-prj.jp
印刷・製本 ——— 中央精版印刷株式会社

ISBN978-4-903707-62-4